U0250644

抗感冒的33种方法

[日]裴英洙　著　刘爱麦　译

河北科学技术出版社

·石家庄·

著作权合同登记号　冀图登字：03-2022-096

图书在版编目（ＣＩＰ）数据

抗感冒的 33 种方法 /（日）裴英洙著；刘爱霙译
. -- 石家庄 : 河北科学技术出版社 , 2023.1
ISBN 978-7-5717-1440-6

Ⅰ . ①抗… Ⅱ . ①裴… ②刘… Ⅲ . ①感冒－防治－
普及读物 Ⅳ . ① R511.6-49

中国国家版本馆 CIP 数据核字 (2023) 第 011053 号

抗感冒的 33 种方法
kang ganmao de 33 zhong fangfa

[日] 裴英洙　著　刘爱霙　译

责任编辑	沈鸿宾	
责任校对	闫　娇	
美术编辑	张　帆	
封面设计	烟　雨	
出版发行	河北科学技术出版社	
地　　址	石家庄市友谊北大街 330 号（邮编：050061）	
印　　刷	河北京平诚乾印刷有限公司	
开　　本	880mm×1230mm　1/32	
印　　张	5	
字　　数	100 千字	
版　　次	2023 年 1 月第 1 版	
印　　次	2023 年 1 月第 1 次印刷	
书　　号	ISBN 978-7-5717-1440-6	
定　　价	49.00 元	

简单小习惯，病毒不上身！

医生教你
如何杜绝感冒
献给绝对不能感冒的你！

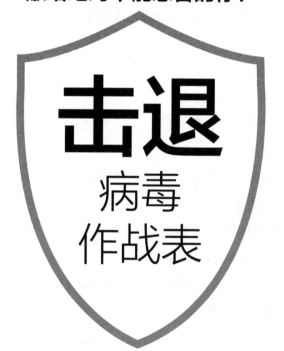

击退
病毒
作战表

开会前、大考前、出差前、结婚宴客前、怀孕期间……

防感冒动起来！

只要养成以下生活习惯，就可以大幅降低患感冒的概率。
如果你翻开了这本书，翻到了这一页，请即刻付诸行动。

□ 嚼口香糖、喝水，经常保持喉咙湿润。

□ 尽量用鼻子呼吸。

□ 每天勤洗手。

□ 洗手后用纸巾擦干。

□ 干手用酒精消毒，搓干。

□ 一天至少漱口 3 次。

□ 睡眠时间应超过自己的平均睡眠时数。

□ 接种流感疫苗。

□ 时刻提醒自己不要摸脸。

□ 书、笔等物品不外借。

□ 乘坐飞机、火车等交通工具，尽可能选最后面的座位。

□ 洗手前不挖鼻孔。

五大病毒巢穴

①拥挤的场所　　②密闭空间　　③感冒患者所在之处

④租借物品　　⑤暴露在外的公用物品

勿近勿碰！感冒病毒危险地带

去过下述场所或接触过下述物品后，一定要洗手漱口！

× 医院、诊所等医疗机构。

× 拥挤的地铁或公交车。

× 交通工具或公共设施的把手、手拉环。

× 人群聚集的 KTV 包厢。

× 空气干燥的会议室或教室。

× 书店、图书馆的展示册或试阅本。

× 儿童楼层等孩童聚集处。

× 自动售货机、电器用品等的按钮、开关。

× 公用门把手、电脑、电话、查询机、笔。

× 餐厅或咖啡厅。

× 设有烘手机的公厕等。

洗净病毒！防感冒洗手九步骤

① 淋湿手，抹肥皂。

② 洗手心。

③ 洗手背。

④ 洗手指缝。

⑤ 洗指甲缝。

⑥ 用手心搓洗拇指。

⑦ 洗手腕。

⑧ 冲水。

⑨ 用纸巾擦干。

（用酒精消毒液重复②～⑦步骤，然后搓干。）

漱清病毒！防感冒漱口三步骤

① 准备一杯冷水或温水。

② 含一口水，面部朝前，鼓动嘴巴，漱洗整个口腔，将水吐出。

③ 含一口水，抬头发出"啊"的声音，将水吐出。

病毒不上身！戴口罩四步骤

① 戴上口罩，遮住口鼻，贴紧面部不留空隙。

② 每到不同的地方就更换口罩。

③ 换口罩时只摸挂耳绳。

④ 换完口罩后，按照防感冒洗手九步骤洗手。

❗ 阅前须知

本书内容是针对已确诊为感冒或有较高概率为感冒症状的人所写。请读者在执行书中方法时，务必对自己负责。若症状迟迟未改善，或是感到症状异常时，请即刻向医生求助。

另外，本书主要是给健康人士阅读。书中部分方法不适合重病患者、体弱多病之人、婴幼儿、高龄者采用，敬请谅解。

献给绝对不能感冒的你!

你知道关于感冒的正确知识吗?

• 摄取维生素 C 对预防感冒效果不明显

• 去看医生感冒也不会好

• 漱口水的防感冒效果不比清水好

• 抗生素对感冒无效

• 把感冒传染给别人,自己也不会好

• 在飞机机舱内,患感冒的风险是日常生活的 100 倍以上

你符合下面哪一项?

"公司好多人都患了流感,我很怕被传染……"

"我的工作不能因为一点小感冒就请假……"

"下周就要上台讲提案了,这几天我无论如何都不能
感冒!"

"我家小孩大考当前……身为考生的父母,这时感冒就
太对不起他了!"

"我是孕妇,医生提醒我要注意身体,小心感冒,我该

怎么做才好？”

"我每次都在紧要关头感冒……"

你是早出晚归的商务人士，或是为学业打拼的学生，还是每天为家事忙得团团转的家庭主妇（夫）呢？

这个社会要求我们随时全力以赴，表现出最好的自己。身为现代人，可不能因为一点小病痛就在家休息好几天。

无论你身体多么强壮，一年之中总会遇到几次绝对不能感冒的时候。

大家一般会认为冬季较容易感冒，但其实有时候夏天感冒反而更严重。也就是说，我们一年四季都面临着感冒的威胁。

在制订计划时，基本上都是以身体健康为前提，没有人会在日程表上提前写下"感冒请假"这种预定事项。也因为这个原因，突然感冒才会如此令人伤脑筋。

"如果我没有感冒的话，一定能做得更好……"

"如果我再不好起来，就不能按预定计划行动了……"

相信各位一定都吃过这种"感冒亏"吧！

我在写这本书期间，也一度差点感冒。然而，我没有去看医生，也没有请假。为什么呢？因为我运用多年的经验和最新医学理论，采取各种防感冒对策。而这些对策，我都毫无保留地写进了这本书中。

■ 为什么没有人告诉你正确的防感冒对策

感冒是再常见不过的疾病。然而，大家却对感冒一知半解。

为什么呢？因为感冒主要是经由病毒感染引起，而引发感冒的病毒种类超过 200 种。也就是说，感冒并非某种病毒所引发的特定疾病。

病毒有无数种，而感冒只是其中某些病毒所引发症状的总称。100 个人就有 100 种感冒，原因有百种，症状也不尽相同。

说实话，我们医生遇到感冒也会一个头两个大。因为就连最新医学理论也无法厘清感冒的原因与机制，至今既没有根治方法，也没有立竿见影的特效药。无论医术多么高超的医生，都无法百分之百预防和根治感冒。

近来医学界以实证医学（evidence-based medicine，简称 EBM）为主流。以往医生给患者治疗时，是基于个人经验或是医学界传统做法，现在则是依据科学调查的研究成果。

西医特别重视实证研究，也因为这个原因，医疗科技才能日新月异，不断发展进步。然而，感冒在实证医学中仍属研发中疾病。每年各种研究推陈出新，不断出现新的感冒实证。遗憾的是，至今仍未找到可以一举"歼灭"所有感冒病毒的方法。

■ 别再听信各种谣言了

因为上述原因，民间流传着许多毫无科学依据的感冒偏方，甚至有人主张用精神对抗感冒。

相信各位一定都听过以下说法：

"只不过是感冒而已，有必要请假不上班吗？"

"只要意志够坚定，感冒就会痊愈。"

"中药对感冒无效。"

"酒含有酒精，而酒精可以消毒，所以喝酒对治疗感冒非常有效。"

这些全都是无稽之谈。

不过这也证明了一件事，大多数人对于如何应对感冒都不求甚解，不是依赖自身过往的经验，就是听信父母亲友的说法或是网络谣言，甚至不知道这些信息是否正确。

　　而本书所介绍的抗感冒对策，都是依据现代医学理论和科学知识总结出来的，一般人在生活中就可以轻松实施，收到预防感冒和尽早痊愈的效果。

　　这些方法汇集了内科医生、急诊室医生、药师等专家的专业意见，并有医疗统计数据、近 150 篇最新研究论文和文献作依据。

　　本书除了分享大多数医生、专家都推荐的做法，也会介绍几个较有争议的方法。但无论哪一种方法，都是各位在生活中可以轻松实施的防感冒、抗感冒对策。

■ 你跟我一样绝对不能感冒吗？来试试我的方法吧

　　我是外科医生，每天忙着动手术和处理紧急病患，有时候忙到连睡觉的时间都没有。后来我发现，若想多帮助一些人，就必须从根本上厘清疾病发生的原因和病理机制。因此，我辞去了外科医生的工作，转到一家大学的相关机构担任病理医生（癌症诊断专科医生）。

　　现代人总是没日没夜地忙碌，身为医生，我非常明白感冒对现代人的巨大伤害，所以才整理出这些实用的抗感冒对策，供大家参考。

因为我本身就是一个绝对不能感冒的人，所以本书收录了不少我自己采用的方法。

以前在医院工作时，我发现很多患者一听到深奥的医学知识和科学理论，就会失去耐心，左耳进右耳出。有鉴于此，本书特别注重简单明了和实用性。

感冒是我们身边最大的敌人。只要不感冒，我们工作的效率就能大幅提升。

正因为病毒是肉眼看不到的"敌人"，我们才会消极对待。但事实上，只要对感冒有一定程度的了解，就能有针对性地预防感冒。

生在片刻不得闲的现代，我由衷希望本书能够成为大家对抗病毒的法宝，颠覆世人对感冒的认知，为各位创造健康生活敬献一份心力。

2018 年 1 月　裴英洙

目　录

有些人为什么不会感冒

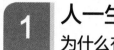

人一生中有一整年时间都在感冒
为什么有些人不会感冒

但凡是人都会感冒。美国的一份统计调查显示，人一辈子会患感冒超过 200 次。

另一份调查则显示，商务人士请假，有四成是因为感冒。假设每患一次感冒就跟公司请一两天假，那么你的职业生涯将有超过一年时间都在感冒中度过。

由此可见，感冒是潜伏在我们身边的一大危机。

■ 名医也会感冒

我以前当外科医生时，三天两头就会感冒，说来惭愧，我曾一边流鼻涕一边看诊，还曾因为身体不舒服而坐过站。

记得我以前经常一天做四次手术，回到家后倒头就睡，连盖被子的力气都没有，好几次都因为这样而着凉感冒。

看到这里一定有人想："一个连自我健康管理都做不好的人，有资格当医生吗？"

不怕告诉各位，不只是我，我认识的好多医生都是如此。无论你是名扬四海的大牌医生，还是非常专业的药师，统统都会感冒。

虽说如此，医生手上掌握的可是人命。若头昏脑涨地给患者做手术，很有可能会犯下致命失误，而引发重大医疗事故。所以，我们决不能让感冒影响工作。

以前我发热喉咙痛时，经常一个人躺在床上，望着天花板沉思："为什么我会感冒？"不断寻找远离感冒的方法。

后来我将自己分析的结果，结合临床统计数据和最新医学论文整理成册，才有了这本书的诞生。

■ 为什么有些人感冒一天就能痊愈

我的一个学弟是内科医生，他时不时就会生病感冒。奇怪的是，他每次都只感冒一天，隔天就健健康康地来上班了。有一次我好奇地问他："为什么你每次感冒都能一天就痊愈？"他只回答了我八个字："早期发现，早期休息！"

你身边有没有这种人？每天都充满活力，工作从不请假，即使今天有些不舒服，隔天仍是生龙活虎。

这些人之所以如此，是因为他们能第一时间注意到身体的异常，立即将生活模式切换成感冒模式，迅速恢复健康。本书中提到的"不久病一族"，就是指这样的人。

图 1 清楚地显示出"不久病一族"与"久病一族"的区别。

"久病一族"的曲线呈高山状，有如富士山一般。"不久病一族"则呈现较平稳的丘陵状。

"不久病一族"并非不会感冒，而是他们懂得迅速恢复健康的方法，即使感冒了也能很快痊愈，别人根本看不出来他们生病了。

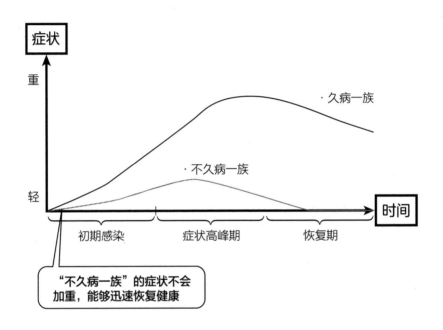

图1　"不久病一族"与"久病一族"的区别

你是容易感冒的人吗？本书能帮你减少感冒的发生频率，就算不小心感冒了，也能帮你快速恢复健康。

你准备好从"久病一族"晋级到"不久病一族"了吗？

2 认识感冒前兆
颠覆你对感冒的认知

本书所介绍的感冒对策分为三个阶段：

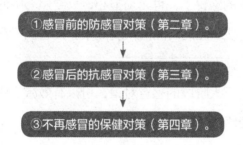

①感冒前的防感冒对策（第二章）。

②感冒后的抗感冒对策（第三章）。

③不再感冒的保健对策（第四章）。

听到"感冒对策"四个字，你是否也觉得是感冒之后的对策呢?

一般认为，发热就吃退热药，喉咙痛就吃喉糖或成药，注意营养均衡，然后就是睡觉休息，等感冒痊愈。

当然，本书也会告诉大家如何在感冒后正确对抗病毒。但大家不知道的是，"不久病一族"最注重的其实是感冒前的防感冒对策。

标准感冒症状有哪些呢？有发热、咳嗽、喉咙痛等。事实上，在这些症状出现前，人就已经能够感知到身体有一些不对劲。我将这种不对劲的感觉称作超初期症状。只要在超初期阶段及时处理，就能让身体停留在好像快感冒但没感冒的状态。

如果真的感冒了，也无须担心，只要照书中的方法正确应对，就能在最短的时间内恢复健康。接着执行第三阶段的保健对策，就不会再度感冒了。

学会这三大阶段的感冒对策，可以有效减少感冒发生的次数，即使感冒了，也能快速好起来。

■ 感冒其实是有定律的

每个人都有固定的罹感冒定律。

以前我只要一周出差两次，回来后一定会感冒。后来我试着分析原因，发现是因为我每次出差前都会睡眠不足，且三餐几乎都外食，导致营养不均衡。另一个原因，则是因为出差时使用的会议室、客房的温度和湿度不合适。

以下是几个我最常听到的罹感冒定律：

- 一周熬夜 2 次→周末感冒

- 连续 3 天睡眠时间不足 5 个小时→感冒

- 一个月出差超过 2 次→感冒

- 放假期间生活不规律→假期结束后立刻感冒

"不久病一族"都有一个共同点，他们都能准确分析自己的罹感冒定律。也因为这个原因，即使患了感冒，他们也能够快速恢复健康。

"不久病一族"习惯事前确认行事计划，若发现之后的行程刚好符合罹感冒定律，就会立刻采取本书所介绍的预防策略，防患于未然。

感冒的原因有很多，并非只是因为病毒入侵。不良的生活习惯会造成身体抵抗力下降，导致身体无力阻止病毒入侵，种种因素相互牵连，才会引发感冒。因此，想要对抗感冒，就必须彻底改掉生活中的坏习惯。

■ 人人都能成为"不久病一族"

超初期症状其实是身体发出的求救信号。只要你没有好好照顾自己，身体就会以某种形式告诉你：你快要感冒了！

如果你忽略这些身体信息，还是照常加班、应酬喝酒，持续增加身体负担，身体就会因为无法承受而引发感冒。

就这层意义而言，人人都能成为"不久病一族"。虽然每个人的体质不同，有些人就是特别容易感冒，但"不久病一族"和"久病一族"最大的差别在于，前者能够在第一时间注意到身体发出的警讯，并快、狠、准地做出应对。

常听人说："笨蛋不会感冒。"这句话的意思是，笨蛋太过迟钝，就连自己感冒了也不知道。然而在我看来，人因感冒而变得聪明。

为什么呢？因为感冒可以帮助我们厘清自己的罹感冒定律，督促我们改善生活习惯，采取正确的预防对策。

3 感冒 7 天自然好
那些医生没有告诉你的感冒基础知识

感冒的医学用语为急性上呼吸道感染，一般认为感冒有以下四个特征：

① 上呼吸道（鼻子连接喉咙的通道）发炎。

② 九成原因源自病毒。

③ 为良性疾病。

④ 绝大多数都能自然痊愈。

综合以上四点，感冒主要是病毒引发的上呼吸道发炎，是一种能够自然痊愈的疾病。也就是说，罹患感冒后只要好好休息，自然就会恢复健康。

请各位回想以前去医院看感冒的情景。多数时候，医生都是给你开几种药，然后交代你好好休息。

现代医学尚未开发出能够根治感冒的特效药。医生开的感冒处方只是对症下药，帮助身体退热，缓解疼痛等症状。这些药物无法杀死病毒，没有根治的效果。

因此，即使患者想要赶快治好感冒，医生也是爱莫能助。

■ 每感冒一次就损失一周的时间

看到这里一定有人在想："那要休息多久感冒才会自然好呢？"

虽说休息的天数因人而异，但从医学的角度而言，完全康复一般需要 7~10 天的时间。

日本智库民调曾对 20~39 岁的职业男女进行调查，结果显示，该人群从患感冒到完全康复平均需要 5.4 天。也就是说，感冒会严重妨碍我们的工作和日常生活。

已有研究证实，感冒会导致精神不济，进而降低工作效率。试想一下，若你连续一周都病恹恹、有气无力，将会对工作产生多大的影响！

■ 每感冒一次就损失一点人缘

感冒的影响不仅仅在感冒期间，痊愈后更是损失惨重。

正因为商务人士知道感冒会带来多大的无形损失，才会如此注重防感冒和抗感冒，有时甚至到了神经质的地步。

回首过往，相信各位一定都吃过下述"感冒亏"：

- 请假导致工作进度落后，为了赶进度而提早上班或晚上加班，压力倍增。
- 同事和上司必须帮你处理突发事件，因而负担加重。
- 感冒期间，工作都交给同事做，若同事出错，还得帮他善后。
- 抱病硬撑着上班，结果把感冒传染给了其他人。

所以说，一人感冒，全公司遭殃。

不仅如此，感冒对家庭生活也会造成不良影响。你家里有考生或是生活无法自理的老人吗？夫妻二人都在工作吗？如果是这样，那么一个小感冒经传染后就可能酿成大灾难。

假设夫妻原本是以分工的方式照顾家，当其中一方感冒，所有的担子就会落在另一方身上。比如丈夫一感冒，妻子就得负责所有家事，并独自接送小孩。

　　只要你过的是群体生活，感冒就绝非你个人的事，其他人也会遭受池鱼之殃。也许你的家人、同事都很通情达理，从未责怪过你。但若每次都给他们带来麻烦，未免也太不厚道了。

　　别再依赖医生了！学会保护自己的身体，才是对抗感冒的最佳之道！

第1章

那些医生没有告诉你的事：
感冒的真面目

感冒的典型症状与过程
认识从感染到痊愈的完整过程

从医学的角度而言，感冒有三大代表性症状：

① 流鼻涕、鼻塞。

② 喉咙痛。

③ 咳嗽。

正如我们前面提到的，感冒在医学上被称作急性上呼吸道感染。上呼吸道是指连接鼻子到喉咙之间的空气通路。基本上，当上呼吸道发炎，并引发流鼻涕、喉咙痛、咳嗽这三种症状时，医生就会诊断为感冒。

也就是说，如果同时出现流鼻涕、喉咙痛、咳嗽这三种症状，很有可能就是感冒了。

■ 九成感冒由病毒引起

其他感冒症状还有：

• 低热 • 打喷嚏 • 倦怠感 • 头痛等。

九成感冒是由病毒引起的，而引发感冒的病毒种类超过 200 种。一般而言，身体被病毒入侵后，在 10~12 个小时出现症状，这些症状会在两三天后达到高峰，并于 7~10 天内消失。

大部分的感冒症状变化过程如下：

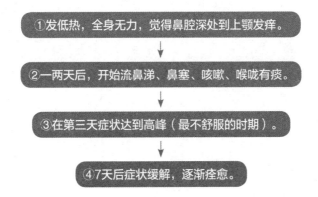

①发低热，全身无力，觉得鼻腔深处到上颚发痒。

②一两天后，开始流鼻涕、鼻塞、咳嗽、喉咙有痰。

③在第三天症状达到高峰（最不舒服的时期）。

④7天后症状缓解，逐渐痊愈。

■ 感冒病毒各自出招

感冒病毒有腺病毒、柯萨奇病毒、呼吸道合胞病毒（简称 RSV）、埃可病毒、鼻病毒、冠状病毒、副流感病毒等，每种病毒所引发的症状都不相同。

表 1 整理了各种感冒病毒所引发的症状频率，从这张表可以看出，感冒病毒引发喉咙痛、咳嗽、流鼻涕的频率相当高，而且患了感冒不一定会发热。

表1 感冒病毒所引发的症状频率

（单位：%）

病毒种类	喉咙痛	咳嗽	流鼻涕	鼻塞	发热	倦怠	结膜炎
腺病毒	95	80	70	–	70	60	15
柯萨奇病毒	65	60	75	–	35	30	30
呼吸道合胞病毒	90	65	80	95	20	–	65
埃可病毒	60	50	99	90	10	45	–
鼻病毒	55	45	90	90	15	40	10
冠状病毒	55	50	90	90	15	40	10
副流感病毒	75	50	65	65	30	70	5

■ 感冒几天才能好

人退热后身体会比较舒服，但退热不等于痊愈，吃完退热药就照常工作是相当危险的行为。

若退热后还是不断流鼻涕、喉咙痛、咳嗽，症状可能会越来越严重，导致感冒久久无法痊愈，并诱发咳嗽变异性哮喘（cough-variant asthma）等疾病。传染他人的概率会很高。

一项针对 209 名感冒患者所做的实验调查显示，这些患者都是经由鼻部吸入感冒病毒，图 2 显示了他们 6 天之内的症状变化，我们可以从中总结出四个特点：

- 头痛、打喷嚏很可能是感冒的初期症状。
- 喉咙痛通常会在第二天或第三天加重。
- 感冒快好时，咳嗽、流鼻涕、鼻塞等症状通常会加重。
- 大部分的感冒会在第二天开始不停地流鼻涕。

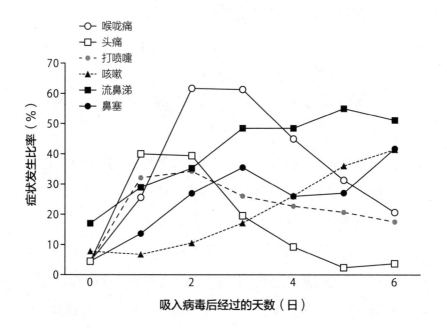

图2　感冒各症状6天内的变化

■ 为什么夏天也会感冒

天干物燥的冬天是大多数感冒流行的季节，而有些感冒则多发生在夏季，统称夏季感冒。

病毒各有各的存活条件，有些病毒偏好夏季高温湿度大的环境。

夏季室内都会开冷气，室内冷室外热，进进出出容易造成自主神经紊乱，再加上食欲不振，导致体力下降，所以才会患上感冒。

常见的夏季感冒类型有以下几种。

• **手足口病**：主要病原体为肠病毒和柯萨奇病毒。感染后会发热，全身起疹子，且疹子多集中在手、足和口部。

• **疱疹性咽峡炎**：主要病原体为柯萨奇病毒，主要症状为高热（39~40℃）和喉咙痛。

• **咽结膜热**：主要病原体为腺病毒，感染后会持续数天高热（38~39℃），并引发严重的喉咙痛和结膜炎。

孩童尤其容易患夏季感冒，家长千万不可掉以轻心。当夏季感冒大流行时，可以采用本书所介绍的抗感冒和防感冒对策。

■ 病毒和细菌并非一家亲

很多人习惯将病毒和细菌混为一谈，但它们其实是全然不同的两种生物。

抗生素可以杀死细菌，却对付不了病毒。也就是说，感冒吃抗生素是没用的。

那么，哪些疾病是由病毒引起的，哪些疾病是由细菌造成的呢？举例来说，感冒、诺如病毒（急性胃肠炎）、登革热、埃博拉出血热是由病毒引起的；肺炎球菌所引发的肺炎、大肠杆菌所引发的膀胱炎、沙门菌所引发的食物中毒、链球菌所引发的咽喉炎等，则是由细菌造成的。

5 去医院看感冒根本没用
为什么流感需要快筛，普通感冒却不用

一到冬天，医院就会挤满发热、咳嗽、流鼻涕的患者。

"医生，我感冒了""我两天前感冒了"，你是否也曾这样跟医生说过呢？会这么说的人，大多是因为以前曾出现过上述症状，才会自行诊断为感冒。然而，医生却无法断定是感冒。

感冒是最难确诊的疾病之一。医生经常是在无法确定感冒原因的情况下，就帮患者开处方、进行治疗。

医生遇到这类患者都是先问诊，观察患者的症状变化，排除其他重大疾病后，才推断应该是罹患感冒。如果你问他们有百分之百的把握吗，大部分都没有。

这种方法被称为排除诊断。

■ 医生为何无法确诊是感冒

看完以下比喻，相信各位一定能更加了解医生诊断感冒的过程。

假设你是一名中学生，昨天你去知名甜品店买了一块蛋糕，本来想今天放学回家后享用，却发现冰箱里的蛋糕不翼而飞了。你怒不可遏，一心只想揪出偷吃蛋糕的人。

嫌犯有四个人：爸爸、妈妈、哥哥和妹妹。你不在家时，爸爸在公司上班，妈妈出门兼职，哥哥则去参加社团比赛，唯一留在家里的妹妹嫌疑最大。

你非常生气，却没有确凿的证据。因为你既没有亲眼看到妹妹偷吃蛋糕，妹妹嘴边也没有沾到蛋糕奶油。于是，你去问爸爸、妈妈、哥哥有没有偷吃蛋糕，而他们三人都坚决否认。排除其他人的可能性后，你才能质疑妹妹是否偷吃你的蛋糕。

感冒的诊断过程，就有如这场"蛋糕风云"。

普通感冒患者的症状变化过程如下：

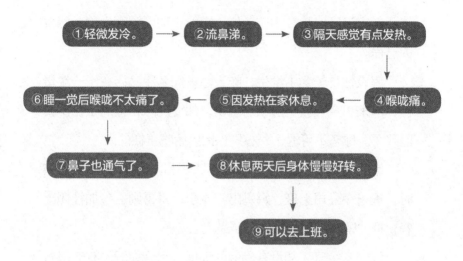

①轻微发冷。 → ②流鼻涕。 → ③隔天感觉有点发热。

⑥睡一觉后喉咙不太痛了。 ← ⑤因发热在家休息。 ← ④喉咙痛。

⑦鼻子也通气了。 → ⑧休息两天后身体慢慢好转。

⑨可以去上班。

那么，医生在哪个阶段才能信心满满地告知你患了感冒呢？答案是⑨。直到"④喉咙痛"这个症状出现时，医生都无法确诊。

这么说也许有点夸张，但医生只有在感冒痊愈后，才能百分之百地肯定你患了感冒。

■ 医生的真心话："不是流感就好！"

绝大多数的感冒都是由病毒引起的，流感病毒也是其中之一，但它传染性强，病原性高，所以医生遇到流感通常都格外谨慎，给予流感特殊待遇。

一般来讲，感冒是能够自然痊愈的疾病。因为感冒病毒种类繁多，症状又不是太严重，再加上病毒筛检相当花钱，所以除了流感之外，一般医院不会特地检验患者感染了何种感冒病毒。

综上所述，医生不去（或无法）厘清普通感冒原因的理由有两个：第一，普通感冒很难确定是由何种病毒引起；第二，普通感冒只要休息就会自然痊愈。

6 普通感冒和流感的区别
两种感冒症状大不同

流感是感冒的一种，所以流感和普通感冒一样，只要你是健康的成人，无须吃药也能自然痊愈。然而，因流感的症状较为严重，对工作和生活都会产生极大的影响，所以流感和普通感冒明显不同。

根据日本国立传染病研究所公布的数据，日本每年约有1500 万人因流感就医，而且这个数字仍在不断攀升（表 2）。

表2 日本流感罹患人数统计

年度	估计就医人数
2014—2015	1447 万人
2015—2016	1502 万人
2016—2017	1585 万人

也就是说，日本每年有超过一成人口患流感。

流感疫情每年从 11 月下旬到 12 月上旬开始升温，罹患人数会在第二年 1~3 月快速攀升，然后在 4~5 月逐渐减少。

流感病毒可分为甲、乙、丙三种类型。人类流行的病毒主要为甲型、乙型两种。流感病毒在人体内的潜伏期为 1~3 天，之后才会出现症状。其主要的感染途径为飞沫感染，也就是吸入流感患者咳嗽、打喷嚏产生的飞沫中的病毒。

一项研究显示，感染流感病毒的 1828 人中有 1371 人是没有症状的。这表明，我们很可能在不知道自己患了流感的情况下，到处散播病毒。

■ 流感的误判陷阱

一般的感冒很难确诊。当年 11 月到第二年 4 月为流感流行季节，在此期间若符合下述四项条件，医生就会诊断为流感：

① 突然发病。

② 高热（超过 38℃）。

③ 上呼吸道发炎。

④ 出现全身倦怠感等症状。

即使未符合所有条件，只要病原体检查出现阳性反应，就能确诊患了流感。

现在的医院、诊所一般都是用流感快速诊断试验（rapid influenza diagnostic test，RIDT）进行病原体检测，只要 10 分钟左右时间即可知道结果。然而，该检测的敏感度为 62.3%，阴性的判断准确度（特异度）为 98.2%，检测结果并非百分之百准确。

不仅如此，流感发病初期因病毒量较少，有时检测结果会呈伪阴性，也就是明明是阳性却出现阴性结果。基本上，高热 12~36 小时内进行检测，较容易得到准确结果。

如果你必须将检测结果呈报给公司或学校，需要最准确的检测结果，建议可以在出现高热症状半天后，再接受检测。表 3 为普通感冒和流感的区别。

表3　普通感冒和流感的区别

	普通感冒	流感
病原体	鼻病毒、腺病毒、冠状病毒等	流感病毒
感染途径	飞沫感染＜接触感染（鼻病毒）	飞沫感染＞接触感染（也可经由空气感染）
典型症状	低热	38℃以上高热
	喉咙痛、流鼻涕、打喷嚏、咳嗽等上呼吸道感染症状	上呼吸道感染症状及头痛、关节痛、肌肉痛、倦怠感等严重全身症状
	基本上不会引发严重并发症	可能引发肺炎、脑病变等并发症，严重者甚至危及生命
	发病慢，病程较为缓慢	发病快，病程发展迅速
诊断方式	问诊、触诊、听诊等理学检查	问诊、触诊、听诊等，必要时进行快筛检验
治疗方法	缓解症状	有特异疗法（主要对象为高风险患者）
流行时间	一年四季。鼻病毒春秋较为流行，呼吸道合胞病毒冬季较为流行	冬季，1~3月为高峰期
有无疫苗	无	有

■ 患流感要休息多久

很多人都不知道患了流感后要请多久的假。流感病毒会在症状出现前一天开始从口鼻排出体外，并持续到症状出现后的 3~7 天，而这段时间特别容易引起二次感染。

这里提供在家休养天数给大家参考：自症状出现后过 5 天，且退热后过 2 天。

健康成人患流感后，无须服药也能自然痊愈。但为了缓解高热、全身不适等症状，很多医生还是会开退热止痛药给成人患者。

流感的治疗药有奥司他韦、扎那米韦、帕拉米韦、拉尼娜米韦等。

其中又以奥司他韦最具知名度。健康成人于发病 48 小时内服用奥司他韦，约可缩短一天的发病期。

7 究竟该不该打流感疫苗
流感疫苗接种须知

相信看到这里，你已经知道流感有多可怕了。

然而，还是有很多人有困惑：

"我每天忙得焦头烂额，哪有时间去打疫苗？"

"流感疫苗又不能百分之百预防流感，打了有意义吗？"

常有人问我究竟该不该打流感疫苗，这时我都会斩钉截铁地回答："当然要打！"

■ 打流感疫苗是为了保护身边的人

流感每年约在 11 月开始流行，建议各位可以在开始流行前，也就是每年的 10 月接种流感疫苗。打完流感疫苗后，需经过 2~4 周才有效，且疫苗效果可持续 6~8 个月。

18~64 岁的健康成人，接种流感疫苗可减少 59% 的发病概率。很多健康的人都认为自己无须接种疫苗。但其实，生活中有些人群可能会因感染流感而致命，如体弱多病的人、老人、婴幼儿等。

日本厚生劳动省所公布的调查结果显示，孕妇接种流感疫苗，不仅可以降低自己患流感的概率，还可以保护胎儿，降低初生婴儿的流感罹患率。

健康的人接种流感疫苗，除了可以达到预防效果，还可以抑制肺炎等流感并发症的发生，降低死亡率，可谓一举多得。如果你想降低身边人患流感的概率，保护家人、朋友，就应该接种流感疫苗。

要特别注意的是，流感流行期间，各医院、诊所通常都忙得不可开交。若在开始流行后才接种，很有可能在疫苗发挥作用前就已经感染了。

基于以上原因，建议你每年都要快快接种，早早安心。

■ 打流感疫苗后还会患流感吗

常有人来问我："打流感疫苗后还会患相应流感吗？"
我可以明确地告诉你："不会。"

日本的流感疫苗属于不活化疫苗，这种疫苗在制造过程
中经过特殊处理，不会引发流感症状。

预防胜于治疗，流感如此，许多疾病也是如此。

8 注意！你患的或许不是感冒
分辨感冒与非感冒的方法

感冒是百病之源，这句话说得一点都没错。

感冒很容易引发其他疾病。感冒最常见的鼻塞、咳嗽、喉咙痛等症状，很有可能是肺炎、支气管炎、咳嗽变异性哮喘等重症的初期症状。如果你的感冒一直没有好，又或是出现明显的非感冒症状，请务必立刻就医。切记，感冒是一场人体与病毒的消耗战。

人感冒会大量出汗，食欲也会下降，因而无法充分摄取水分、营养、能量。也就是说，身体是在用老本和感冒病毒抗战。

除此之外，人体是由肝脏负责分解药物的，由肾脏将药物排出体外。服用大量的药物也会对肝肾造成负担。

身体一旦虚弱，就容易罹患新的疾病。如果你在感冒后还硬撑着去上班、出差、喝酒应酬，只会延长生病的周期。

■ 遇到这三种情况请立刻就医

如果出现以下三种状况，代表你很有可能患的不仅仅是感冒，须快速就医：

①症状持续超过 2 周。

一般而言，感冒都会在 7~10 日内自然痊愈。如果超过 2 周都没有好，说明感冒可能已发展成慢性疾病，又或是你患的根本不是感冒。

一旦出现这种状况，须立刻就医，明确告诉医生你感冒已超过 2 周，且哪些症状一直好不了。为什么要特别强调这两点呢？举例来说，如果你其他感冒症状都已消失，但还是一直咳嗽，那么你可能是患了咳嗽变异性哮喘、肺炎、肺结核等疾病。

其中久咳不愈现象应特别留意，因为很多疾病都会出现这种情况。

②出现跟以往感冒不同的症状。

前面我们提到了感冒症状变化过程。如果出现有别于以往的感冒症状，提示你患的可能不是感冒。以我自己为例，每次感冒我几乎都会经历先出现喉头不舒服，继而发冷，最后发热这个过程。

如果你以前感冒都会喉咙痛，但这次却痛到呼吸困难，有可能患的不是感冒，而是急性会厌炎。如果咳嗽和喉咙的感觉跟以往感冒不一样，则有可能是反流性食管炎。

③重症难耐。

重症是指高热到全身无力，又或是头痛欲裂、发不出声音等。遇到这种不寻常的状况时，请立刻就医。

第2章

不想感冒？
你需要超初期症状应对法

9 "不久病一族"与"久病一族"的区别
超初期抗感冒法

第二章要为大家介绍防感冒策略，在感冒发生前防患于未然。

因为我们肉眼看不到病毒，对如何对抗感冒通常都是一知半解，只能参考过去的感冒经验。但其实，只要对感冒有一定程度的了解，就能够有针对性地做出应对。

一般而言，防感冒策略可总结为以下三个：

① 远离病毒。

② 切断病毒的感染途径。

③ 提升身体抵抗力。

简单来说就是：不接触病毒，就不会感冒；不吸入病毒，就不会感冒。就算不小心吸入病毒，只要身体有足够的抵抗力，就不会感冒。

在此特别声明，因"③提升身体抵抗力"的方法较缺乏医学实证，且每个人身体差异很大，所以本书的重点将放在①和②上，也就是教大家如何远离病毒，切断病毒的感染途径。

预防感冒必须在出现流鼻涕、喉咙痛、咳嗽等症状之前进行防护。因为，一旦出现这些症状就代表你已经感冒了，这时就只能对症治疗，缓解症状，等感冒自然好。

■ 留意身体的感冒信号

其实在快要感冒时，我们的身体都会发出一些感冒信号。本书将这种信号称作超初期症状。

超初期症状在医学上并不属于感冒症状。很多人在出现超初期症状时，只是觉得身体有点不对劲，不会多加留意，所以才会患上感冒。

因为每个人的超初期症状不同，要找出这些症状只能靠自己的感知，医生也爱莫能助。只要在出现超初期症状时及时应对，就能让身体停留在快要感冒但还未感冒的状态。

■ 感冒的发病过程

在介绍感冒发病流程之前，我们先来看看感冒时，身体会发生什么变化。

从口鼻吸入病毒后，身体便会启动免疫系统，派出白细胞消灭病毒，由白细胞中的吞噬细胞吞掉病毒，并用酵素加以分解。免疫系统中用来对抗特定病原体的抗体，在这时也会发挥作用。

身体启动免疫系统后，会出现发炎反应，在身体各部位引发不同的感冒症状。鼻子发炎就会流鼻涕、鼻塞。喉咙发炎就会喉咙痛、咳嗽。若影响到全身，就会发热。也就是说，感冒症状是免疫系统做的"好事"，代表我们的身体正在非常努力地驱除病毒。

而免疫系统刚启动时，身体有时会感到有点不对劲，也就是所谓的超初期症状。出现超初期症状代表身体在向你求救，要你全力对抗病毒，不要做别的事。

试想，如果你正全心全意做某件事，主管却突然交给你另一份工作，你会有什么感觉呢？想必压力一定很大吧。如果你今天快感冒了，却还是埋头工作、跟客户出去交际应酬，你的身体也会倍感压力，无法承受！

　　每个人的超初期症状不尽相同。比如，有些人会觉得食物味道变得不一样，有些人则会觉得注意力较平常涣散，又或是眨眼次数变多、嘴唇干燥等。

■ 小心这些不对劲的现象

　　一个同事告诉我，他每次快感冒时，就无法看太久的书。超初期症状只能靠自己观察、自己发现。下次感冒时，可以回想一下感冒前身体有哪些地方不对劲。

　　身体感觉不对劲？超初期症状包括：

⊙ 食物味道改变。

⊙ 注意力涣散。

⊙ 喉咙发紧。

⊙ 空调温度正常却感觉冷。

⊙ 眨眼次数增多。

⊙ 不想吃拉面或油炸食物。

⊙ 嘴唇干燥,总是不停地舔嘴唇。

⊙ 宿醉难解。

⊙ 早上爬不起来。

⊙ 无法长时间阅读。

......

10 如何发现罹感冒定律
用罹感冒日记厘清超初期症状

以下是我与一位商务人士的对话：

"医生，为什么我经常感冒，而且每次症状都差不多？"

"差不多？怎么说？"

"我每次感冒都是先流鼻涕，接着喉咙痛，然后发热。"

"那你每次感冒前都做了哪些事呢？"

"咦？这我倒是没想过。"

■ 你知道自己感冒前做了哪些事吗

经常感冒的人，大多都知道自己的症状变化，却不清楚感冒前做了什么事。

感冒和生活习惯密不可分。仔细想想，你感冒前都在做什么呢？接连几天睡眠不足外加过度疲劳，接连几天加班外加三餐不正常，从温差较大的地区出差回来，没加件衣服就不小心睡着了，跟一直咳嗽的同事开会，接连几天应酬喝酒导致肠胃不舒服……

其实，每个人都有一套罹感冒定律，只要做了某些事，就特别容易感冒。仔细观察你会发现，自己的超初期症状就隐藏在这套定律当中。

■ 推理要在床铺上

建议各位可以写罹感冒日记，回想自己在罹感冒一周前做了什么事。

想要摆脱感冒纠缠，当务之急便是厘清自己的超初期症状，也就是感冒的征兆。

这个方法很简单，只要回想前一周做了哪些事，并记录以下三点：

① 去哪里做了什么。

② 有哪些罹感冒风险。

③ 出现了哪些症状。

这些问题，只要在感冒卧床时回想一下即可。

表 4 是我几年前感冒时，躺在床上用手机记录的罹感冒日记。日记简单记录即可，无须写得那么详细。

这份表格的分析结果如下：

- 11 日到青森出差期间遭遇病毒入侵。

- 12 日喉咙有些紧绷感，有可能就是超初期症状。

- 12 日出现症状后，就应该立刻调整 13 日、14 日的行程。

此后，只要出现喉咙紧绷的感觉，我就会立刻将生活模式切换为感冒模式，采取本书的抗感冒对策。及早应对，及早康复。

如果你是那种很久才感冒一次的人，更要在感冒时好好把握机会，厘清自己的超初期症状。

举个例子，如果 5 次感冒中，有 3 次都出现食物味道改变这个超初期症状，那么下次觉得食物味道不一样时，就代表你有六成的概率快感冒了。这时，你就应该立刻调整之后的行程，将感冒造成的伤害降到最低。

表 4　罹感冒日记：厘清感冒原因

	去哪里做了什么	有哪些罹感冒风险	出现哪些症状
12月11日	· 青森出差 · 搭乘高铁 · 在公民会馆上台汇报提案 · 到居酒屋喝酒应酬 · 投宿商务旅馆	· 上台报告时，最前排的听众不断咳嗽 · 大量饮酒 · 旅馆客房里非常干燥	· 无
12月12日	· 福冈出差 · 搭乘飞机 · 在 A 公司的会议室开 2 小时会 · 搭乘高铁	· 会议室很闷 · 比平常少睡 2 小时	· 中午开始喉咙有紧绷感
12月13日	· 在公司开营业会议 · 中午与客户在咖啡厅谈事情 · 在读书会上台报告	· 咖啡厅的烟味很重 · 睡眠时间较短	· 早上感觉喉咙痒 · 中午喉咙较痛
12月14日	· 上午处理业务 · 在公司制作报告书 · 下午为参加展览会做准备		· 喉咙依然很痛 · 感觉有点发热
12月15日	· 上午处理业务 · 傍晚出席展览会		· 喉咙更痛了 · 发热 · 咳嗽
12月16日	· 休息		

11 危险地带：感冒病毒的巢穴
这些地方请止步

接下来，我要教大家如何在日常生活中预防感冒。

感冒病毒的体积非常小，肉眼是看不到的。一般病毒大小为 1~5 微米（ μm，为 1 米的一百万分之一），流感病毒则更小，只有 100 纳米（nm，为 1 米的十亿分之一）左右。正因为肉眼看不到病毒，我们更要知道哪些地方病毒较多，尽可能远离这些"毒窟"。

病毒在 33~35℃的环境下最容易繁殖。在 24~37℃的环境下，平均可存活 2 小时。

流感患者每咳嗽一次可释放出约 5 万个病毒，打一次喷嚏可释放出约 10 万个病毒。

■ 感冒的传播途径：接触传播与飞沫传播

传染病的传播途径大致可分为三种：

① 接触传播。

② 飞沫传播。

③ 空气传播（飞沫核传播）。

而感冒的传播途径主要为接触传播和飞沫传播两种。

接触传播有两种：一种是直接接触皮肤或黏膜，另一种是间接接触到物体表面的病原体。飞沫传播则是吸入患者咳嗽、打喷嚏所散播出的体液粒子，导致病原体黏附于黏膜上而感染。直径大于 5 微米的粒子下降速度较快，较容易传染给身边的人。

流感的主要传播途径为飞沫传播。空气传播和飞沫传播一样，是因为患者咳嗽或打喷嚏而引发感染。不同的是，前者的粒子小于 5 微米，病毒下降的速度较缓慢，可在空气中长时间飘浮。

空气传播的代表性疾病有麻疹、水痘、结核病等。

■ 公用物品最危险

一般接触感染的情形如下：

A 患了感冒，他摸脸、摸鼻子，导致病毒附着在手上。于是 A 用过的物品上面都沾染了病毒。B 摸了 A 用过的物品，手沾到了病毒。B 下意识地摸口鼻，因而吸入病毒感染。

鼻病毒是最常引发感冒的病毒。一项研究显示，鼻病毒会经由接触传播。该研究先让健康的年轻人触摸患者接触过的物品，然后让他们摸自己的鼻子。结果，拿咖啡杯的 10 个人中，有 5 个人感染病毒。摸瓷砖的 16 个人中，则有 9 个人感染病毒。感染率都超过五成，令人吃惊。

因此，我们应特别小心裸露在外的公用物品，摸的人越多的地方，越有可能藏有大量鼻病毒，比如公共设施的门把手、柜台的公用笔、车厢里的手拉环、公司里的电灯开关等。

其他如楼梯扶手、公用电脑、茶水间的水龙头开关、电话、冰箱门也相当危险。公厕的冲水按钮也应特别注意。

■ 今天你摸脸了吗

人经常不自觉地会摸脸。澳大利亚新南威尔士大学曾做过一项研究，录下医学院学生上课时的影像，计算学生摸脸的次数。统计发现，这些学生平均每小时摸脸 23 次。平均接触时间，口部为 2 秒，鼻子为 1 秒，眼睛为 1 秒。也就是说，我们常在自己也不知道的情况下不断摸脸。

用沾有病毒的手触摸脸部或口部，将大幅提升接触感染的概率。

■ 感冒病毒能在空气中存活 30 分钟

病毒无法自己移动，只能借由感染者的喷嚏和咳嗽飞沫移动，又或是附着在物品上，静静等待机会入侵人体。

离开人体一段时间后，病毒就会死亡。研究发现，冬季时，病毒通过打喷嚏、咳嗽等途径离开人体后，还能在空气中飘浮 30 分钟。

因为水汽会增加病毒的重量，所以在湿度较高的环境中，病毒较容易掉落地面。而冬天因为天气干燥，空气中的水分较少，病毒自然会飘得比较久。

■ 三大危险地带：拥挤的公交车、会议室、KTV 包厢

容易让人患感冒的危险地带和危险物品包括：

① 拥挤的场所。

② 密闭型空间。

③ 感冒患者所在之处。

④ 公用物品。

前面提到，感冒的主要传染途径为接触传播和飞沫传播。因此，我们应避免进入这些危险地带，避免接触危险物品。

在这里要特别提醒大家，冬天搭乘拥挤的公交车一定要非常小心。因为公交车里不但人多拥挤，还属于密闭型空间，手拉环又是公用物品，罹患感冒的条件全部具备。所以，冬天乘公交车，拉车上的手拉环时，我一定会戴上手套。

同样道理，和一群人去 KTV 唱歌时，也很有可能患感冒。和感冒患者一起合唱犹如"自取灭亡"。想唱歌但不想感冒该怎么办呢？一进包厢先抢麦克风就对了！抢先把要唱

的歌唱完后，就乖乖地在一旁当个听众。

此外，如果有人在干燥的会议室中咳嗽或打喷嚏，空气中就会充满病毒。而在里面开会的人，就等于在"毒海"中讨论事务。为避免发生此情形，开会时要定期开窗通风换气。

■ 特别提防孩童聚集处

除了上述地点，孩童聚集处也是高危险地带。

小孩子最喜欢东摸摸西摸摸，再加上本身就容易感冒，身上经常带有病毒。不少婴幼儿习惯将玩具往嘴里塞，因此，儿童游乐区的玩具最好别碰。

综上所述，如果你不想感冒，请尽量避免前往这些病毒聚集场所。

12 口罩戴对了，病毒不上身
医生推荐的口罩三原则

每年一到冬天，大家就会纷纷戴上口罩，以防止感染呼吸道传染病。

可是，你的口罩真的戴对了吗?

■ 一次性口罩要适时更换

戴口罩时，请谨记以下三原则：

① 戴上口罩，遮住口鼻，紧贴面部不留空隙。

② 经常更换口罩。

③ 严禁触摸口罩表面。

在功能方面，口罩的密合度是最重要的。尺寸、版型不合适的口罩无法贴合面部，容易病从孔入。

使用钢圈型口罩时，要紧贴鼻梁、面部，不留空隙。若你戴的是一次性口罩，要勤于更换。什么时候更换呢？在密闭空间开完会后，和感冒患者说完话后，搭乘拥挤的公交车后……只要有上述情况，就一定要更换口罩。

有人可能会说："口罩换那么频繁太浪费了吧！"但跟感冒所造成的损失比起来，几副口罩根本不算什么。

如何摘下口罩也大有学问。口罩表面沾满了病毒，若摸了口罩表面又摸自己的脸，很有可能不小心吸入病毒。因此，摘口罩时一定要从挂耳绳处取下口罩，并在洗好手后重新戴上新口罩。

■ 别被夸大不实的广告标语骗了

"可隔离百分之百的病毒！"你是否也看过这样的广告标语呢？

因日本市售口罩规格并无统一标准，所以口罩业者所公布的数值、广告标语，都是依循业界团体所定出的标准。然而，国民生活中心的调查显示，很多商品广告标语都有夸大不实之嫌。

　　另一项研究则发现，口罩的功能和价格不一定成正比。与其拘泥于选哪种口罩，不如学会怎么正确戴口罩。

　　医务人员工作时常戴 N95 口罩。N95 口罩是美国国家职业安全与健康学院（简称 NIOSH）认证的口罩，其隔绝直径大于 0.3 纳米微粒子的效果高达 95%。

　　虽然 N95 口罩戴起来呼吸有点困难，但对于不想感冒的人而言，未尝不是个好选择。

13 和口腔内的病毒说再见：漱口三步骤
怎样漱口才有效

病毒无处不在，用手摸口鼻会病从口入，走在路上还会不知不觉吸入空气中的病毒。要想保持喉咙湿润、预防病毒感染，关键是要养成漱口的好习惯。

漱口可有效预防感冒，不但可以清除口腔内病毒，还可以常保喉咙湿润。

记住防感冒八字诀：上完厕所洗手、漱口。建议个人每2 小时就漱一次口，定期做口腔消毒。

■ 漱口水没有预防感冒的效果

你们家也用漱口水吗？其实，漱口水预防感冒的效果并不是特别好。

有人曾对 387 名成人进行实验，请他们分别使用水和含碘漱口水漱口 60 天。实验结果显示，一天用水漱口 3 次以上，可减少 36% 的感冒症状，和漱口水的效果差不多。

其实，根本不用特意买漱口水，只要一天用水漱口 3 次，就可以降低近四成患感冒的概率。因此，外出时也别忘了常漱口！

■ 抬头漱口前请先做一件事

接下来要介绍我个人的防感冒漱口三步骤，此方法依据病毒的特性而设计。

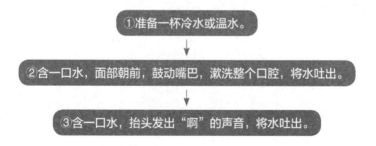

①准备一杯冷水或温水。

②含一口水，面部朝前，鼓动嘴巴，漱洗整个口腔，将水吐出。

③含一口水，抬头发出"啊"的声音，将水吐出。

重点在于第二个步骤，抬头漱口前先鼓动嘴巴。口腔里有很多食物残渣和病毒。离开病毒聚集场所后，若未经②就直接抬头漱口，很有可能会弄巧成拙，将病毒直接送入喉咙深处。

如果你有餐后刷牙的习惯，要先将牙齿刷干净，刷掉口中的污物和病毒后，再抬头漱口。抬头漱口时，一定要发出咕噜咕噜的震动声。发出这种声音代表你有漱到喉头，也就是悬雍垂部位。

同样道理，离开公交车或会议室等密闭空间后，也要先漱口再饮食。

14 防感冒靠这招：唾液分泌法
嚼口香糖比吃糖果好

要如何保持喉咙湿润呢？第一是漱口，第二是喝饮品。

平时可以在办公桌上放一杯饮品，每 20 分钟喝一点，以此常保喉咙湿润，降低病毒感染的概率。

饮品以温饮为佳，可以常保体内温暖，避免造成肠胃负担。

■ 保湿杀菌一举两得

除了喝饮品，促进唾液分泌对喉咙保湿也相当有效。

唾液含有杀菌成分，是身体的第一道病毒防线。吃糖果、嚼口香糖都能快速刺激唾液分泌。但要注意的是，吃太多糖果不但会导致蛀牙，还会出现糖分摄取过多的问题。

相较之下，口香糖就好多了。有些口香糖含有木糖醇，市面上也有很多低糖、少糖的口香糖可供选择。虽然嚼起来没有味道，但嚼口香糖时，口腔会持续分泌唾液，能有效保持喉咙湿润。

不仅如此，咀嚼还能缓解身心压力，提高短期记忆。数据显示，嚼口香糖超过 20 分钟效果更好。如果你不习惯一边工作一边嚼口香糖，可以在休息时间进行。

15 洗手和酒精消毒的基本步骤
每天勤洗手，病毒不入口

保持手部卫生是预防传染病最基本的方法。

如前所述，接触感染大多是通过手部触摸传播病菌。医生也非常重视洗手和手部消毒，每看完一位患者就洗（或消毒）一次手是最基本的感染防治对策。

大家都知道洗手很重要，但你正确洗手了吗？

■ 防感冒洗手小秘诀

大量研究显示，每天勤洗手，可大幅降低患感冒的概率。

长指甲容易藏污纳垢，且较难洗干净，一定要勤洗手，勤剪指甲。

向你介绍防感冒洗手 9 个基本步骤。谨记洗手顺序五字诀：心背指拇腕（手心、手背、手指、拇指、手腕）。常有人忘记洗手指、指缝和拇指，要特别留意这三个地方。

勤洗手是为了预防感冒，为了重要的会议、大考、结婚典礼顺利进行，被说有洁癖又怎样？

■ 酒精消毒只限用于干手

现在除了医疗机构，很多餐厅和商场都备有酒精供客人消毒。酒精本身能杀菌，可用来对抗流感病毒，酒精挥发时的脱水作用也能起到杀菌效果。

湿手会稀释酒精浓度，降低杀菌效果。因此，一定要擦干双手后再使用酒精消毒，并将酒精彻底搓干。

酒精消毒步骤和之前所介绍的洗手方式相同。手心、手背、手指、拇指、手腕，切勿遗忘任何角落！

防感冒洗手 9 个步骤：

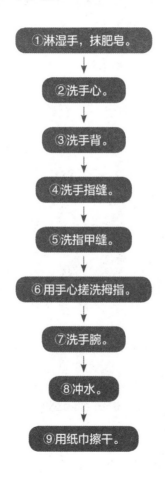

① 淋湿手，抹肥皂。

② 洗手心。

③ 洗手背。

④ 洗手指缝。

⑤ 洗指甲缝。

⑥ 用手心搓洗拇指。

⑦ 洗手腕。

⑧ 冲水。

⑨ 用纸巾擦干。

16 厕所烘手机竟是防感冒大敌
干手方式学问大

    我对常去的地方附近的厕所了如指掌。无论是客户公司、常进出的车站、商务旅馆，还是机场、便利店，我都会特别留意厕所的干手设备。

    厕所的干手设备一般有三种：

    ① 公用擦手布。

    ② 喷射式出风烘手机。

    ③ 一次性擦手纸。

    大家都知道，勤洗手可预防感冒，但你若选错干手方式，反而会增加罹患感冒的风险。

    ① 公用擦手布。

    有些个人经营的小餐厅会在厕所挂擦手布供客人使用。

这类擦手布上很可能残留病毒，毕竟我们不知道店家是否会定时换洗，也不知道有哪些人用过。如果毛巾湿湿的，还有可能延长病毒停留的时间。我个人坚决不使用公用擦手布。

另外，还有一种较为少见的卷筒式擦手布，谁也无法保证病毒不会在卷筒里繁殖。

你是否也会随身携带手帕呢？其实，我并不建议用手帕擦手，手帕放在口袋里会接触外面的空气，擦完手后放回口袋，湿湿的手帕还有可能成为病毒滋生的温床。另外，尽量避免与他人共用一条手帕。

②喷射式出风烘手机。

很多连锁餐厅、商业大楼都会在厕所配有烘手机，也就是用暖风将手烘干的装置。

此外，喷射式出风烘手机也越来越常见了。这种烘手机的出风量比传统烘手机大，通过强风将手上的水珠吹落将手吹干。

美国微生物学会曾做过一项实验，比较一般暖风烘手机和喷射式出风烘手机所喷出的病毒数。该实验在两种烘手机的同样距离外装设板子，并计算上面的病毒数量。

实验结果显示，喷射式出风烘手机的病毒量比一般暖风烘手机高出 60 倍，且是一次性擦手纸的 1300 倍。不仅如此，喷射式出风烘手机在 3 米外的病毒量是一般暖风烘手机的 500 倍。

我们可以合理推测，装有喷射式出风烘手机的厕所到处都是感冒病毒。

■ 用纸巾擦才干净

基于上述原因，我一般都是使用一次性擦手纸来擦干手。

许多研究证实，擦手纸无论在干燥时间、干燥度、除菌度，还是防污染等方面，都比烘手机优秀。

你身边有没有洗完手不擦干手的人呢？事实上，湿手容易残留病毒，湿手上的病毒量可能比干手上多百倍甚至千倍。而擦手纸可有效擦除病毒。

为了减少患感冒的风险，应记住哪些厕所配备擦手纸，然后专挑这些厕所使用。

想提升洗手的清洁杀菌效果，谨记以下手部清洁步骤：

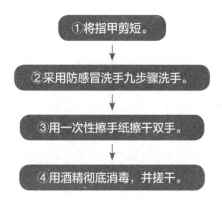

①将指甲剪短。

②采用防感冒洗手九步骤洗手。

③用一次性擦手纸擦干双手。

④用酒精彻底消毒，并搓干。

17 防感冒靠这招：鼻呼吸法
黄白鼻涕对应症状大不同

我们的鼻子不但是超高性能的空气净化器，还是天然加湿器和异物移除装置。所以，与其花大价钱买空气净化器和加湿器，倒不如设法保持鼻子畅通。

■ 为什么鼻子不通气容易感冒

鼻子最重要的功能就是加热和加湿。鼻子吸入冷空气后，会在冷空气被送到喉咙时，将空气温度上升到 30℃，湿度增加到 90%。也就是说，用鼻子呼吸可将湿润温暖的空气送进喉咙与肺部。

那么嘴巴呢？嘴巴虽然也能吸入空气，加温加湿功能却远远不如鼻子。用嘴巴呼吸会使冷空气直接进入喉咙，引发气管疼痛。

此外，鼻黏膜黏液和纤毛可捕捉脏东西、灰尘、细菌、病毒，将这些异物送至鼻腔内部，形成鼻涕或痰排出体外。

吞下鼻涕或痰会发生什么事呢？鼻涕和痰会被消化系统中的消化液分解，这样就等于将灰尘、病菌等也吞下肚。所以，应尽量将鼻涕和痰排出体外。

鼻黏膜的分泌物中含有大量分泌型免疫球蛋白 A（简称 IgA），可防止细菌黏在细胞表面。当鼻黏膜受到刺激性物质、异物、冷空气的刺激，就会反射性地打喷嚏、分泌鼻涕，又或是引发鼻黏膜肿胀、声门闭合等问题，以阻止异物入侵喉咙。

为避免患感冒，请用鼻呼吸法，时时提醒自己用鼻子呼吸，让鼻子帮助喉咙保湿、清除异物，如果鼻子不通气就容易感冒。

病从口入。用口呼吸等于对病毒敞开大门，不但容易口渴，还会导致病毒入侵喉咙。

■ 好像快感冒了？让鼻涕颜色告诉你

想知道自己是不是快感冒了，看鼻涕的颜色、形状、黏度就知道！我每次擤完鼻涕，都会仔细观察卫生纸上的鼻涕。听起来或许有点恶心，但这个动作很重要。

鼻涕有四种颜色：透明色、白色、黄色和绿色。状态也各有不同，有水状的、有黏稠状的，还有固体状的（也就是所谓的鼻屎）。

我们的鼻腔每天都会制造 1~2 升的鼻涕。鼻涕的功能是将鼻子里的细菌、病毒、灰尘等异物排出体外。健康的鼻涕像水一样透明，也没有那么黏。当鼻涕呈白色，代表鼻涕里混有感冒病毒，以及和感冒病毒奋战而死的白细胞尸体。

开始流白鼻涕（某些透明鼻涕也是）时，代表你很有可能感冒了。这时你应该暂停工作，静心休养。

感冒时，鼻涕是不是也会从白色逐渐变成黄色呢？黄鼻涕是免疫系统正在和病毒战斗的信号。出现黄鼻涕时，代表鼻涕中的病毒、细菌、白细胞尸体更多了。这时若带病工作，很有可能延长感冒恢复时间，又或是引发肺炎、支气管炎等疾病，千万不可大意。

如果你的透明鼻涕流个不停，也可能是过敏性鼻炎。鼻黏膜接触过敏原后会分泌大量鼻涕，像花粉、灰尘、宠物皮屑等都可能引发过敏性鼻炎。过敏性鼻炎并非由细菌、病毒引发，所以鼻涕大多呈无色，且黏性较低。

当病原体入侵深处的副鼻腔引发炎症，就会患副鼻腔炎（蓄脓症），流出又浓又稠的黄绿色带脓鼻涕。鼻子不舒服，工作效率也会降低。

如果你每次感冒都有鼻塞、分泌黄绿色鼻涕的症状，请务必到耳鼻喉科就诊，让医生检查鼻腔内部有无问题。

18 挖鼻孔会增加患感冒风险
做这些事小心感染病毒

每个人私底下都会挖鼻孔。但很多人不知道，挖鼻孔其实也是患感冒的原因之一。

前面多次提到，每当我们与人接触，或是触摸物品，甚至只是走在路上，都有可能沾染到病毒。其中又以手指沾染病毒的概率最高。也就是说，挖鼻孔等于亲手将病毒送进鼻腔黏膜。

此外，我们的鼻子里有鼻毛，而鼻毛是人体的滤网，可以阻止尘埃、细菌、病毒等异物进入体内。这些异物最后会和鼻涕混合形成固体，也就是鼻屎。

挖鼻孔除了会将病毒送进鼻腔，还可能将鼻毛中的异物推进鼻腔深处。

■ 用长指甲挖鼻孔是大忌

也许长指甲比较方便挖鼻屎，但是长指甲会损伤鼻孔内的黏膜，引发鼻内感染。不仅如此，长指甲容易藏污纳垢，小心指甲缝成了病毒和细菌的温床。

当然，也不是不能挖鼻屎。挖鼻屎前，请先采取防感冒洗手九步骤来洗手，或是用酒精彻底消毒手部。

除此之外，你也可以用擤鼻的方式清洁鼻孔，以降低挖鼻孔所带来的感染风险。

■ 你的鼻毛修太短了吗

为了仪容整洁，不少人都会使用鼻毛刀修剪鼻毛。但要注意的是，修剪鼻毛可能会降低鼻子的过滤功能。

修鼻毛时，千万别修太短，修到鼻毛不会跑出来就好。

19 想有效抗感冒，搭机选位有技巧
搭乘飞机每 5 个人中就有 1 个人患感冒

每次搭乘高铁或飞机时，只要后面有人咳嗽，我就会非常紧张，生怕飞沫沾到头发或肩膀上。

有个词语叫"口沫横飞"，指唾液四处飞散，但其实打喷嚏或咳嗽时，病毒飞沫都是往前方飞，且飞行距离长达 1~2 米。由此可见，只要有人在我们面前咳嗽，基本上是躲不开病毒攻击的。

不仅如此，因车厢和机舱属于密闭空间，乘客一不小心就会吸入飘浮在空气中的病毒。

■ 搭乘飞机患感冒的概率是日常生活的 113 倍

车厢和机舱内乘客众多，空气干燥，密闭性高。有些人在公共场合会尽量忍住咳嗽，但有些人忍不住，例如小朋友。

一项针对 1100 名经过两个半小时飞行的乘客所做的调查显示，其中有两成人都在搭乘飞机后患上感冒。相较于日常生活，搭乘飞机罹患感冒的概率是日常生活的 113 倍。

我每次搭乘高铁或飞机，一定都选择少人区域的最后一排座位。理论上讲，坐在最后一排遭到病毒"飞弹"攻击的概率最低。

看到这里一定有人心里想："你会不会太夸张了？车厢跟机舱都有通风系统呀！"但我认为，若你不想感冒，就应该彻底采取预防措施，不给病毒任何入侵的机会。

为了降低疾病传染概率，日本厚生劳动省目前正大力宣传咳嗽礼节。很多人咳嗽、打喷嚏时习惯用手掌遮掩，但其实这么做无法百分之百阻止病毒扩散。若以脏手触摸其他物品，反而会将病毒传染给他人。

多数研究显示，咳嗽或打喷嚏时，不遮挡口鼻部，病毒可飞散到 2~4 米远，且咳嗽飞沫可在空气中存活 45 分钟。因此，咳嗽打喷嚏时，应以口罩、手帕、手纸、上臂遮掩，以阻止口沫向前飞散。

20 进房间的第一件事：调高室内湿度
把病毒赶出房间的妙招

你是不是一出差就容易感冒呢？出差特别容易感冒的原因有四个：

①疲劳累积。

出远门非常耗费体力。有些人因为不习惯吃异地的食物，或是因为认床而无法熟睡，进而导致体力虚弱、精力不足。在这样的情况下，感冒自然容易找上门。

②搭乘密闭式交通工具。

密闭空间通常是病毒的巢穴。跟一群人待在密闭空间里，感染病毒的概率会大幅增加。

③出差地温差大。

突然到温差大的地区，身体的体温调节机制会发生紊乱，特别容易感冒。

到寒冷地区出差时，要注意添加衣物，做好保暖工作，否则会增加患感冒的风险。

④旅馆客房空气太干燥。

你在住旅馆时，早上起床是不是会觉得喉咙很干呢？旅馆为了隔音、防潮，密闭程度通常比一般建筑高，房内也比较干燥。换句话说，旅馆是非常适合感冒病毒生存的环境。

①和③因较难控制，只能靠戴口罩和保暖来加以防范。但④我们还是有计可施的，只要增加室内湿度，即可有效改善客房环境。

为什么要加湿呢？因为当湿度低于 40% 时，病毒身上的水分便会蒸发，导致病毒重量变轻，更容易飘浮在空气中。这样，病毒就会飘到杯子或衣物上，再通过双手入侵口鼻。

提升室内湿度可抑制病毒四处扩散，并加快病毒的死亡速度，降低患感冒的概率。

■ 提高室内湿度的三种方法

向大家介绍三种提高室内湿度的方法：

①使用加湿器或电热水壶。

现在不少商务旅馆的客房里都配有加湿器，即使客房里没有，也可以跟柜台服务员免费借用。

若旅馆未提供加湿器，也可以用电热水壶烧水，提升室内湿度。

②在浴缸内放热水，并打开浴室门。

若真的没有其他办法，可以在浴缸里放温度偏高的热水，并打开浴室门。即使不泡澡，也可以特意放一缸热水来增加室内湿度。

在此提醒大家，有些旅馆不允许房客这么做，还请各位特别注意。

③在床边挂湿毛巾。

如果客房较宽敞，床铺与浴室间距离太远，蒸汽飘不过来怎么办呢？遇到这种情况，可将湿浴巾或湿毛巾挂在衣架上或放在床边，也很有效。

虽说这些方法无法完全隔绝病毒，但如果你不想病倒，就应竭尽全力预防感冒。

第3章

感冒了怎么办?
医生为你厘清
民间偏方的真伪

21 医生的不藏私抗感冒良方
认识抗感冒三阶段

首先我要跟大家分享我自己对抗感冒的方法。

这里将感冒分为前期、中期、后期三个阶段，也就是感冒初期、症状高峰期，以及痊愈期。

■ 不藏私抗感冒良方①：感冒初期

感冒初期应全力抗感冒，以免感冒恶化而延迟痊愈时间。

前面提到，我在快感冒时，会出现喉咙紧绷感等超初期症状，而真正感冒后，就会演变成喉咙痛。

感冒的初期症状一般都是由超初期症状恶化而来的。只要出现初期症状，我就会立刻查询明后天的行程，排除外务工作，并服用中药。特别注意保暖，多穿几件衣服，在室内也穿着毛衣。此外，我会戴上口罩，保持喉咙湿润，将生活模式调整为感冒模式，提早下班，多喝水，多休息，以求尽快恢复健康。

如果喉咙痛没有加重，身体也恢复正常了，就可以逐一将行程调整为正常。

■ 不藏私抗感冒良方②：症状高峰期

当身体进一步出现流鼻涕、咳嗽、发热等症状，我就会马上将生活模式切换成恢复模式。

恢复模式首先要做的就是休息。说得具体一点，就是节能，即节约身体的能量。站着或坐着都会消耗体力，所以休息时尽量平躺。

建议睡前在床头准备一套衣服、运动饮料、毛巾。这样，半夜如果发热，即可随手拿起毛巾擦汗，换一套新的衣服，并帮自己补充水分。运动饮料我都是以常温饮用，营养丰富又容易吸收。

然后就是多睡觉，多吃富含水分、对肠胃无负担的食物，如果冻、乌冬面、粥品都是不错的选择。

如果病中必须沟通工作，请不要通过电子邮件，躺在床上用电话沟通即可。通电话时应轻声细语，并尽快结束通话。

这个阶段最重要的不是痊愈，而是避免恶化，设法打造舒适的环境，将人体自愈能力发挥到最大限度。

■ 不藏私抗感冒良方③：痊愈期

高峰期过后就会退热，喉咙痛和头痛也逐渐缓解。这时我会压抑想要正常工作的心情，暂时过回感冒初期的生活。

刚生完一场病，身体正忙着修复各种机能，体力也还没有完全恢复。所以不要急着投入工作，或是出去疯玩，否则很容易感染别的感冒病毒，或是非感冒病原体。

此外，这个时期也要小心，避免把感冒传染给其他人。记住，你仍是感冒患者，身上带有病毒。请务必戴口罩、勤洗手，非必要请勿靠近他人。感冒 1 周后，身体痊愈才可以正常工作。

以上是我的不藏私抗感冒法。接下来，我要分享几个医学上的抗感冒方法，供你参考。

22 为什么医生感冒从不去看病
防止医院内感染的五大原则

曾有人问我："你们医生感冒了怎么办？"

不怕告诉各位，很多医生感冒都不愿去看病，原因有三个：

① 去医院很可能会被传染其他疾病。

② 医生知道感冒会自然痊愈。

③ 不想消耗所剩不多的体力。

■ 冬季的医院是病毒大本营

医院的很多角落、物品上都存在病毒，尤其是冬季是感冒高发季节，候诊室总是人满为患。候诊室很干燥，又属于密闭型空间，再加上患者众多，很有可能充满了病毒。

假设病毒是肉眼可见的红点，冬季的候诊室就会到处都飘着红点。也就是说，你本来去医院是为了治好感冒，却有可能弄巧成拙，感染上其他疾病。

我的意思不是不可以去看医生，而是要在看病时学会保护好自己。

那么，看病要注意哪些事项呢？以下是感冒季就医的五大原则。如果你一定要去医院，请牢记这五点：

① 尽可能缩短待在医院的时间。

如果非去医院不可，要尽量缩短置身病毒中的时间。比如：善用预约系统，预约看诊时间。

② 口罩不离身。

病毒越多的地方越需要戴口罩。请遵照本书所介绍的口罩三原则，戴口罩去医院。

③ 尽可能不摸医院内的物品。

人摸得越多的地方，越有可能沾有病毒，尤其是以下几个地方更要留心：

- 候诊室里的杂志。

- 孩童玩具。

- 沙发座椅。

- 厕所及诊疗室的门把手。

- 洗手台的水龙头、厕所内的按钮。

④ 彻底执行一触摸一消毒原则。

在医院，一旦摸到③所列举的物品，请立刻用 75% 的酒精消毒。

绝大多数的医疗机构内都备有酒精消毒喷雾。虽然酒精无法杀死所有病原体，但仍是感冒病毒的克星！请参照本书所介绍的酒精消毒方法，勤做手部消毒。

⑤ 回家后立刻洗手、漱口。

看完病回到家或公司后，一定要洗手、漱口，在第一时间减少身上的病原体数量。

去医院看感冒请务必遵守以上五大原则。

最后，建议大家若担心候诊期间无聊，可以自己带本书去看。看诊结束后，可利用等待结账的时间到厕所洗手、漱

口。拿完药，再到厕所洗手、漱口。回到家后，立刻将身上
衣服丢进洗衣机，然后洗手、漱口。

积极地洗手、漱口，才能有效防止病毒入口。

23　治疗感冒快狠准：症状记录表
只要 10 分钟！躺在床上也能做记录

前面提到，超初期症状是身体发出的求救信号。想要早期治疗、快速痊愈，你必须告诉医生最准确、最新的情况。

就医时，医生一般都是从问诊开始，先询问患者的症状和发病过程。建议大家在就医前制作一张症状记录表，在问诊时直接交给医生。这么做不但可以减少待在医院的时间，还能帮助医生及时了解病情。

每逢感冒流行的季节，医院就会涌入大量患者，有时患者甚至多到让医生无法详细问诊。这时若患者能够提供整理好的与表 5 相似的症状信息，就会方便医生做出正确诊断，进行有效治疗。

表 5　正确诊断，有效治疗：症状记录表书写范例

个人病史	·　□岁时开刀 ·　□岁罹患高血压　　　　　　　等
家庭病史	·　母亲有糖尿病 ·　父亲曾小脑梗死　　　　　　　等
现在正在 服用的药物	·　抗高血压药 ·　抗过敏药 ·　三天前开始服用市售成药□□等
症状与出现时间	
咳嗽	□天前开始 详细记录症状轻重与变化，如干咳、有痰等
流鼻涕、鼻塞	□天前开始 详细记录症状轻重，如鼻涕不停地流、偶尔吸一下鼻子等
喉咙痛	□天前开始 详细记录疼痛程度，如有点痛痒、咽口水会痛等
发热	□天前开始 详细记录体温变化
倦怠感 （全身无力）	□天前开始 详细记录倦怠程度，如精神不太好、全身无力到站不起来等
头痛	□天前开始 详细记录疼痛程度，如隐隐作痛、痛到不能动等
腹痛	□天前开始 详细记录疼痛程度，如隐隐作痛、严重绞痛等
其他症状（关节 痛、作呕、发冷、 食欲变化等）	□天前开始 详细记录症状
特别备注	
例：之后必须出差，无法请假，该如何应对？	

看到这里也许有人会说："感冒就已经够痛苦了，哪有力气坐在桌子前做记录？"别担心，只要使用手机的记事本功能，躺在床上也能做记录。

■ 看医生也要讲求效率

医生最需要的信息，是症状从以前到现在的时序变化。时序变化对诊断非常有帮助。

如果你只告诉医生现在的症状，比如我现在不停地流鼻涕、我发热了、我一直咳嗽，这些对医生而言都只是静止画面。医生得知症状的变化后，才能产生动态画面，以推断之后可能出现的症状，并进行诊断。所以，如果你没有主动告知时序变化，那么诊断准确与否，就全凭医生问诊的功力了。

为使治疗更准确顺利，请主动给医生提供诊断信息。在记录症状时，可将疼痛程度和症状变化分为十级，如喉咙痛昨天是三级，今天更严重了，大概有八级。

将病症程度数值化可清楚传达症状的变化幅度，帮助医生了解病情。

■ 为什么要再观察看看

医生看诊时，有时会请患者再观察看看，这在医学上又叫作追踪观察，也就是在观察过程中，一出现异状就立刻处理。

如前所述，有些症状看起来像是感冒，实际上却是其他疾病的初期症状。为了避免这类情况影响诊断，医生才会说再观察看看。这句话对医生而言或许好用，但患者去看医生就是为了尽快痊愈，不少人听到这句话只会觉得心里烦躁。

你若遇到这种情形，可向医生进一步询问：

"之后可能会出现哪些症状变化？"

"出现哪些症状需要再来看诊？"

"哪种咳嗽代表我可能患的不是感冒？"

这样提问才能得出更具体的答案。

■ 如何向医生提问

商务人士既不能随便请假，也无法找人代班。请假还可能会影响到绩效，就算生病了，也得设法保持好的状态，不允许出一点差错。

　　然而，绝大多数的医生都不曾在企业工作过。很多医生并不清楚商务人士有多忙、有多少事情得考虑。也因为这个原因，他们无法站在商务人士的角度思考给予实质性的建议。

　　因此，向医生提问是有技巧的。比方说，你明天一定要出差，恰巧却在今天感冒了。如果你只是跟医生说："我明天要出差。"医生只会回复你："你现在应该好好休息。"

　　建议各位可以描述得具体一点，激发医生的想象力，比如问："我明天一定得出差，但我不希望感冒变严重，请问我乘坐高铁、住旅馆和饮食方面有什么要注意的吗？"这样，或许可以获得医生不一样的答案："饮食方面，多吃乌冬面这种对肠胃没有负担的食物；乘坐高铁记得要戴口罩，你可以把椅子往后倒，尽量横躺；住旅馆时记得增加房间的湿度，出汗勤换衣服，以免着凉。但我还是要提醒你，你现在出差可能会使感冒加重，一定要多注意身体，不要太勉强自己。"

　　现代人工作忙碌，百忙之中还特地抽出时间去看医生，大多是有某些特殊的原因。如明天一定要出差、下午有场不能缺席的大型会议、明天之前必须完成提案报告等。

然而医生没有这样的概念，他们只希望患者好好在家休息、尽快康复。因此，你必须设法向医生问出你想知道的答案，这样冒险去医院才有意义。

■ 为什么医生要询问过去病史和家族病史

去医院、诊所时，经常需要填写过去病史和家族病史。很多人以为这和感冒无关，所以都写得非常草率。其实，这个步骤马虎不得，因为病史可以帮助医生判断以下事项：

①患者是否可能患有遗传性疾病。

②某些药物对患者是否可能产生不良影响。

③如果病情较为严重，患者是否可能发生抵抗力弱或营养失衡等情形。

有些你认为的小事，却是医生眼里的大事。为了帮助医生正确诊断、安全治疗，填写时请不要遗漏任何信息。认真写病史不是为了别人，而是为了你自己。

24 抗生素对感冒无效
不当用药小心弄巧成拙

吃感冒药时请注意：是药三分毒。服用多余的药物有时反而会伤身。

感冒药只能缓解症状，无法根治感冒。因此，一定要在合适的时间，服用适量且适当的药物。

■ 感冒开抗生素却没有多做说明，这样的医生不可信

有些人将抗生素视作抗感冒灵丹，这是非常危险的想法。事实上，抗生素的功效是杀死细菌，而非杀死病毒。要消灭病毒必须依靠抗病毒药物。

有九成的感冒是由病毒引起，因此，抗生素对绝大多数

的感冒是不起作用的。放眼全球，没有任何医疗数据能证明抗生素可快速治疗感冒。

服用抗生素会产生不良反应，其中又以腹泻最为常见，因为抗生素会杀死体内肠道的好菌。除了腹泻，抗生素还可能引发荨麻疹和肝功能障碍等。最可怕的是，抗生素会使细菌变强壮，产生抗药性，导致日后再服用抗生素难以发挥作用。

没错，每服用一次抗生素，体内的细菌就会变得更强壮一些。现代人抗药性已越来越强，抗生素的效果也随之减弱，这俨然已发展成社会问题。

■ 抗生素不能完全杀死细菌

那么，什么时候需要开抗生素呢？是在医生怀疑患者存在细菌感染时。比如细菌性咽喉炎、扁桃体炎等导致喉咙红肿化脓的情形，或是细菌侵入喉咙下方的器官，引发支气管炎、肺炎等二次细菌感染时，就必须使用抗生素。无论是哪种情形，医生都应经过仔细而慎重的诊察后，才可开抗生素给患者。

如果医生怀疑你有细菌感染，开了抗生素给你，用法用量要谨遵医嘱，并于规定的天数内全部服完。

医生开抗生素给患者，都是要求患者依照指示服用，必须吃完才能杀光细菌。而很多人会因为退热了、喉咙不痛了就擅自停药，这可是服用抗生素的大忌。小心细菌死而复生。

很多时候症状虽然消失了，细菌却还存在。因此，服药时务必依照指示将医生开出的药物全部吃完。

■ 服用抗维生素后不可开车

其实不只抗生素，感冒药也有不良反应，抗维生素（antivitamin）就是其中之一。

抗维生素不仅可用于治疗感冒，也可用来治疗花粉症、过敏性鼻炎等。而且，它还是安眠药的成分之一，服用后有时会出现嗜睡等反应，并影响工作表现。

你吃了感冒药后，曾出现过精神无法集中、不断出错、一直重复同样动作等情况吗？这种不自觉地表现低落的情况称为动作障碍。如果有这些情况存在，你当时可能正陷入动作障碍的窘境之中。

如果你的工作需要操作机器，或是需要高难度技术，这种情况就十分危险。然而，会详细告知患者感冒药有哪些不良反应的医生，却是少之又少。

鉴于此，下一节我要教各位如何善用药师，以获得正确的用药知识。

25 如何善用药师
药师活用法

如果感觉快感冒时可以不去看医生，只去药店买药吗？当然可以。

有人曾对 620 名商务人士进行问卷调查，发现有 85% 的人感冒都是自行买药，而不是去看医生，且只有三成的人会在买药前咨询药师。

事实上，如果买成药都是凭感觉，很有可能只是在浪费钱。药师的工作是根据症状推荐患者适合的药物。既然去了药店，何不人尽其用，问问专业药师的意见呢？

药店里的人通常没有医院多，很容易就可以寻求药师的帮忙。而且就我自己的经验而言，大多数药师都比医生和蔼可亲。

■ 如何使用药师和电子用药记录

去药店可以将用药记录本或电子用药记录交给药师，让他了解你的用药史和不良反应问题。

用药记录本也属于症状记录表的一种。可别小看了用药记录，症状记录表有助于医生产生动态画面，而用药记录本则是让药师产生动态画面。如果你有正在服用的药物，要主动告知药师，以免发生药物相克的情形。

■ 特别注意动作障碍

前面提到，服用感冒药可能会出现动作障碍的不良反应，进而影响工作表现。如果你的工作必须开车、操作机器，或是需要高难度技术，在购买感冒药时，请务必向药师询问其不良反应。现在已研发出一般不会引发动作障碍的抗感冒药。

26 揭开感冒偏方的六大谎言
正确认知，杜绝流言

■ 喝酒有酒精消毒的效果

最近我参加了一场宴会，和一位企业主管同桌而坐。那天他患了感冒，却抱病参加了这场应酬。"酒精有消毒作用，我就顺便吃个感冒药好了！"说完，他便用啤酒吞了一颗感冒成药，然后灌了一堆威士忌调酒和红酒。

这简直是大错特错的行为！经常有工作繁忙的商务人士问我："吃感冒药可以喝酒吗？"当然不可以。酒精是中枢神经抑制剂，会使人进入酒醉状态，反应变得迟钝。感冒药则会进一步加强对中枢神经的抑制作用。如果你平常就喜欢喝酒，还有可能抑制药物功效，并增强不良反应。

以抗维生素为例，抗维生素本身就会引发嗜睡、运动功能障碍、动作障碍等不良反应，在酒精的催化下，情况可能会变得更加严重。

大多数的药物都是经由肝脏进行分解，酒精也是。感冒吃药期间，肝脏已经在超负荷工作，这时若再喝酒，只会加重肝脏的负担。

此外，感冒期间应特别注意保暖，酒精会使人身体发热，一不小心就会穿得太少，导致体温流失，而且酒精的利尿作用还可能导致患者脱水。

喜欢喝提神饮料的朋友也要特别注意，要买不含酒精的产品。提神饮料多含有咖啡因，若担心影响睡眠，就买不含咖啡因的饮料。

■ 感冒传染给别人自己就会好

"主任，你把感冒传染给我了！"

"多亏了你，我的感冒才痊愈！"

你是否也听过类似的对话呢？听着听着，是否也信以为真了呢？在此声明，绝对没有这种事！感冒不会因为传染给别人自己就会好！

如前所述，普通感冒从症状高峰期到痊愈期需 3 天时间。若患者在高峰期与人接触，3 天后通常已进入痊愈期，而对方正好开始发病。也因为这样的巧合，才会造成"感冒传染给别人自己就会好"的误会。很多人对此信以为真，感冒也不肯请假休息，到公司到处散播病毒。

以后，如果听到有人这么说，一定要出言否定，纠正他们的错误观念。

■ 泡澡可以治感冒

泡澡可以治疗感冒吗？在某些条件下是可以的。

有些人因为担心泡完澡后会觉得很冷，所以主张感冒不应泡澡。忽冷忽热确实是感冒大忌。现在家家户户都有浴室，但如果你家里没有暖风机，或是脱衣服的地方温度较低，洗完澡后还是容易着凉。

泡澡本身对感冒有好处，不但可以帮助喉咙和鼻腔加湿，缓解鼻塞问题，还能促进血液循环，加速新陈代谢，而且身体洗净后才能顺利排汗。

不过，感冒泡澡要注意以下四点：

①体弱者请勿泡澡。

如果出现发热超过 38℃、全身倦怠、上吐下泻引发脱水等症状，切勿泡澡。

②注意水温和泡澡时间。

水温过热、长时间泡澡会过分消耗体力。

③注意浴室温度。

为避免着凉，浴室最好加装暖风机，穿脱衣服时请开暖气。

④洗完澡后应尽快休息。

洗完澡后应立刻钻进被窝，而且最好不要洗头，避免着凉。

此外，感冒期间不要前往公共澡堂、岩盘浴、桑拿等场所，避免着凉，也免得给他人带来麻烦。

■ 维生素有预防和治疗感冒的效果

目前医学界的观点是维生素 C 没有预防和治疗感冒的效果。因此，维生素 C 多吃无益，若摄取量超过身体所需，也只会随着尿液一起排出体外，且过量摄取还可能引发腹泻和肠胃问题。

当然，维生素 C 并非一无是处，它能促进人体合成胶原蛋白，帮助伤口愈合，强化免疫系统，是身体必需的营养素。平时，我们无须刻意吃保健食品补充维生素 C，仅仅通过进食新鲜蔬菜和水果，即可满足每日所需。

如果你真想预防感冒，平时就要多注意饮食营养均衡，而非在感冒后才大量摄取维生素 C。

不过有研究指出，维生素 C 对运动员等身体运动负荷量较大的人相当有益。至于维生素 C 对工作辛劳的体力劳动者有无预防感冒的效果，还有待讨论。

■ 漱口水可预防感冒

漱口水预防感冒的效果并不比清水好。有人曾对 387 名健康成人进行实验，请他们分别使用水和含碘漱口水漱口 60 天。比较后发现，一天用水漱口 3 次以上可减少 36% 的感冒症状，和漱口水的效果差不多。

也就是说，无须特别用漱口水，只要一天用水漱口 3 次，即可降低患感冒的概率。

■ 衣服并非穿得越多越好

感冒时，人们都会多穿一些衣服、穿得暖和一些。发冷时确实应该穿得暖和一些，但发高热出汗后，穿太多反而会起反作用。

发热时，身体会通过出汗降低体温，这时应穿棉质较透气的衣服，并经常更换，避免穿腈纶等材质保暖衣服。

第**4**章

不想再次感冒，
不想传染给他人，
这么做准没错

27 顺重力痊愈法
这么做身体才能快速恢复健康

前面介绍的感冒对策，相信你都已经学会了。然而，人有时候还是会不小心感冒，知己知彼，百战百胜。唯有知道正确的休养方法，才能打倒感冒这个强敌。

■ 感冒期间尽可能平躺

想要感冒尽快痊愈，除了睡觉，还是睡觉！能睡就睡，才是快速恢复健康的痊愈之道。话虽如此，人总有睡不着的时候，这时候该怎么办呢？睡不着无须倍感压力，因为只要躺在床上，即可达到休养的目的。

工作太累或身体不舒服的时候，也要平躺。不是站着，也不是坐着，而是躺着。站着或坐着时，人体会为了保持姿势而用力，这样，身体就必须将血液输送至肌肉，消耗原本应该用来修复身体的能量，增加身体的负担。

身为企业专属医生，我常与各类商务人士接触。很多人感冒后不好好休息，依旧出差或埋头工作，导致感冒不断恶化。

感冒期间容易头昏脑涨，思考能力也大幅下降，工作效率完全无法跟健康时的状态相比。你说他们不知道吗？他们知道，但知道归知道，却还是忍不住工作。

感冒代表你的健康状况告急了。就好比公司资金周转出现问题，你却仍不断花钱投资，只会使经营状况更加恶化。紧急时刻却不懂得开源节流，最后只会自食恶果。感冒也是一样，生病就应该保存体力，让身体全力以赴对抗病毒。

■ 工作一会儿没关系？关系很大

如果真的睡不着，也无须强迫自己睡，平躺即可。平躺可减少血压起伏，让呼吸顺畅，缓解肌肉紧张。这样，身体就可以把能量用来启动免疫系统，消灭感冒病毒。

"工作一会儿应该没关系吧？"千万不要有这种想法。

本来只是想完成一项小工作，没想到工作却一项接一项没完没了。一旦大脑进入工作模式，就会导致身体时刻处于紧绷状态，延缓痊愈时间。

我们平时应尽量放松心情，避免长期处于紧张状态。躺着若觉得无聊，可以读读想看的书、听听喜欢的音乐。看累了、听累了，自然就会进入梦乡。

任何时候只要感冒了，痊愈就是我们最重要的目标。不用担心工作进度落后的问题，把身体养好后再全力赶进度吧。

28 浅睡眠容易感冒
睡眠不足与感冒的关系

接下来，我们来谈谈睡眠吧！全球多项研究显示，睡眠不足容易感冒。

在微信、电子邮件、社群网站的普及之下，我们一天24 小时都要随时待命。你在睡前是不是也会使用电脑或手机呢？事实上，这么做会导致浅睡眠或是睡眠中断。

不少研究都指出，人际压力会增加患感冒的风险，而睡觉对缓解压力帮助很大。因此，压力、睡眠不足、感冒三者关系密切，可谓牵一发而动全身。

■ 熬夜的可怕后果

睡眠对健康非常重要，熬夜不但让人白天昏昏欲睡，还会使人全身无力、头重脚轻、心情忐忑不安，对身心健康影响很大。研究指出，熬夜会使血压、血糖和血脂升高，引发高血压、糖尿病、高脂血症等疾病，增加患心肌梗死、脑血管病的风险。

此外，熬夜还会降低身体的抵抗力，经常熬夜容易患流感等传染病，罹患癌症的概率也较高。再加上抑制食欲的瘦蛋白减少、促进食欲的饥饿激素增加，所以熬夜的人特别容易肥胖。

熬夜还会导致记忆力下降、注意力涣散，学生熬夜会使成绩退步，上班族熬夜会降低工作效率，甚至引发交通事故或工伤。

总之，熬夜是健康的大忌，在安排行程时要特别注意。尤其是感冒流行季节更要好好睡觉，保存体力。

29 喉咙痛，少说话才是上策
认识发炎

上台做报告、打电话、开会、和同事聊天、唱 KTV、抽烟……你或许没注意到，我们的喉咙平常工作量有多大。

喉咙痛时，少说话才是上策。这时开口说话会导致喉咙干燥，进而散播更多的感冒病毒。喉咙痛代表喉咙发炎了。发炎说明身体在启动修复机制，这时若一直说话、不停使用喉咙，只会使炎症越来越严重。

那么，要如何治疗喉咙发炎呢？两个字：休息。

感冒出现喉咙痛等症状，应尽量避免与人见面谈话，可改以电子邮件或微信商谈工作。这时的喉咙黏膜较为脆弱，不断开口说话会使喉咙更加干燥疼痛，进而成为其他病原体的攻击对象。

如果你不想病上加病，那就让喉咙好好休息。

■ 用刺激物消毒是大忌

你是否曾经喉咙痛到连咽口水都困难呢？这时喝水都有问题，更别提接触刺激性物质了。

在喉咙恢复健康前，应多食用滑嫩顺口的食物。烟酒和辛辣香料是感冒期间的饮食大忌。

酒精会刺激咽喉黏膜，增加黏膜的负担。而且酒精具有利尿作用，容易导致身体将水分排出体外。

吸烟会引发呼吸器官慢性发炎，吸烟者通常都有久咳不愈的问题。也因为这个原因，吸烟者常会一感冒就咳个不停。建议吸烟者感冒时应少说话、少抽烟，避免接触刺激性物质。

30 正确擤鼻，正确丢弃卫生纸
医生教你如何防止感染

鼻涕卫生纸里藏有大量的感冒病毒。除了病毒，里面还有许多白细胞的尸体和病毒的残渣。

就卫生而言，鼻涕卫生纸是不折不扣的感染源。很多人擤完鼻涕后，习惯将卫生纸揉成一团，投进垃圾桶。这个行为俨然是在散播病毒，如果扔进了垃圾桶倒还好，如果没丢准，又或是丢到其他地方，那可就糟糕了。

有研究指出，流感病毒可在患者的鼻涕卫生纸中存活8~12 个小时。把鼻涕卫生纸放在桌上，待干燥后，病毒很容易就飘进空气中。

■ 垃圾桶请加盖，丢卫生纸往下按

那么，鼻涕卫生纸该怎么丢弃才安全呢？首先，你必须找一个有盖子的垃圾桶，而且最好是找个缝隙塞进去，不要将卫生纸丢在最上方。若实在找不到有盖子的垃圾桶，请放进塑料袋里，扎紧袋口再丢弃。家中如果有小孩更要特别注意，因为小孩在玩耍时很容易撞翻垃圾桶，导致病毒满天飞。

为了避免家里感染，一定要将鼻涕卫生纸丢进塑料袋中并扎紧袋口。丢完卫生纸后，一定要仔细清洁手部。

医务人员非常注重手部清洁，因为他们非常清楚鼻涕和唾液等体液是感染源。

■ 咳嗽礼节

如果你是医务人员、餐饮业者，或是幼儿园员工，感冒了可不能传染给他人。

为了避免散播病毒，有良心的医务人员通常都会遵照下述咳嗽四步骤，谨守咳嗽礼节：

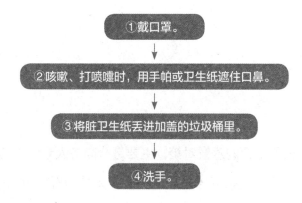

①戴口罩。

②咳嗽、打喷嚏时，用手帕或卫生纸遮住口鼻。

③将脏卫生纸丢进加盖的垃圾桶里。

④洗手。

发现了吗？这四个步骤的目的并非防止咳嗽，而是防止病毒扩散，将扩散概率降至最低。

一个人有没有同理心，单看他咳嗽、打喷嚏、处理鼻涕卫生纸的方式就知道了。

31 家人感冒了怎么办
如何避免家里成为病毒窟

前面所介绍的感冒对策，主要是给商务人士作参考。但其实，家里有人感冒才是最可怕的，尤其是有考生的家庭，更要设法预防感冒。

家人感冒了怎么办？被传染也只能自认倒霉。这样的心情我懂，毕竟我也跟家人同住。

但如果你处于绝对不能感冒的时期，家中却有人突然感冒了，那可就麻烦了。假设你上有老父老母要照顾，下有年幼儿女嗷嗷待哺，若他们将感冒传染给你，最后连你都倒下了，该由谁来照顾他们？因此，如果你深爱家人，更应该设法预防感冒。

■ 谨记分房分物原则

如果你家里有人感冒，请把他想象成一台病毒排放机。他的卧房里飘满了病毒，棉被上也沾满了病毒。换下的睡衣、擦汗毛巾、用过的杯子，上面全都有病毒。

正因为肉眼看不见病毒，我们才要小心防范，以免"染毒"而不自知。

照顾感冒的家人谨记分房原则，让患者吃饭、换衣服、休息都在同一个房间里。当然，患者还是可以离开房间去上厕所。但如果他怕孤单，想要到客厅躺着，一定要予以拒绝。这不是狠心，而是另一种形式的关怀。

除了分房，还必须分物。不与患者共用擦手布、漱口杯、杯碗瓢盆，并在患者的房间里放置专门丢弃卫生纸的垃圾桶。

每次与患者接触，一定要洗手、漱口，用酒精消毒。切记，只要进出患者房间、和患者说话、拿东西给患者，就有可能感染病毒。

■ 做好出现最坏结果的心理准备

然而，无论你做得多么彻底，还是会出现防疫漏洞。请你做好出现最坏结果的心理准备，以自己已被传染为假定前提制订一周计划。

建议各位，由潜伏期开始的 1 周内，不要安排重要行程。基于风险管理原则，当风险有一定概率发生，就必须提前准备，有备无患。

看到这里一定有人在想："有必要做到这个地步吗？"但我认为小心驶得万年船，只要能够降低患感冒的风险，就有试一试的价值。

32 客户感冒了怎么办
这么做，防感冒不伤感情

见到别人感冒，即使对方是客户、上司、你的家人，你是否还是倍感压力，生怕被他们传染？别担心，这其实是很自然的反应。

相信各位也会经常遇到感冒的客户吧。在密闭空间里开会时、跑业务时、听报告时，常会碰到抱病硬撑上阵的客户。遇到这种情况相当尴尬，因为你不得不与他接触，又不能露出嫌恶的表情，否则可能会破坏相互之间的关系。

到底怎么做，才能切实防感冒，又不伤到客户的心呢？

■ 四大不伤人防感冒法

每次遇到这样的情况，我都会使出以下四招不伤人防感冒法：

① 缩短相处时间。

两小时的会议和半小时的会议相比，哪一个比较容易患感冒呢？答案显然是前者。与感冒患者共处一室的时间越长，越容易吸入对方的病毒"飞弹"。

像这种情况，你可以在开会前先行宣布：某某先生／小姐，我看您今天身体似乎不太舒服，今天的会议就简单进行吧，早点结束，您也可以早点休息。

这么说是为了关心对方，也是为了保护自己。

② 保持一定距离。

如果坐在感冒患者的对面，只要对方打喷嚏或咳嗽，我们就会马上遭殃。因此，如果同席有人感冒，请与他平行而坐，或是坐在他的对角线上。

如果患者会上台讲话，离讲台越远越好，或是坐在空调的风口处。

③ 不用共用物品。

感冒患者可能在不知不觉中将病毒沾染在物品上。即使只是从对方手上接过文件夹、小点心，病毒都可能趁机转移到你的手上，引发接触传染。

④ 对方一离开就立刻冲往厕所。

无论你多么小心，只要跟感冒患者长时间共处一室、近距离接触，基本上是躲不掉病毒的。因此，当对方离开后，请第一时间冲往厕所洗手、漱口。如果有中场休息时间，第一件事也是到厕所洗手、漱口。这些都是不会伤人的防感冒法，你可以安心执行。

33 那些医生没有告诉你的事：中药的神奇效果

中药医学实证

放眼医学界，不少医生都对中药感兴趣，我就是其中之一。

大多数人不肯吃中药，是因为觉得西药（综合感冒药、退热止痛剂等）比中药有效。但其实，中药若用得对、用得巧，反而能加快感冒痊愈的速度。

人类自古就不断与感冒抗争。中国是中药的发祥地，日本汉方也曾运用中药对抗感冒。

日本汉方是根据患者的个人体质开立处方。他们不会说："感冒要吃……"而是说："……体质的人感冒要吃……"不少患者吃了符合自己体质的中药后，都会很快见效。

接下来，我要介绍几个跟中药有关的研究。

■ 神奇的中药

有专家曾对 80 名发热超过 37℃的患者做了一项对照试验，请中药组服用特地调配的中药，西药组服用止痛退热药。结果显示，中药组比西药组早了将近一天退热，感冒症状也较快得到缓解。

另一项对照试验则是以 171 名超过 3 岁的感冒患者为对象，他们请中药组服用麻黄附子细辛汤，西药组服用综合感冒药。结果显示，中药组比西药组早了将近两天退热，咳痰的症状也早一天半消失。

有人针对 192 名患者进行试验，发现小青龙汤可有效减少支气管炎所引发的咳嗽，缓解咳嗽与咳痰，并有效改善鼻塞和打喷嚏。针对 26 名非吸烟者进行了麦门冬汤和右美沙芬（一种止咳西药）的服用效果比较，发现前者止咳效果更显著。

另有实验结果显示，麻黄汤的退热效果比奥司他韦（达菲）快 17 个小时。

■ 日本中医锐减中

虽然中药治疗感冒的效果非常好，日本的中医却少得可怜。不过，一般医生也可开中药给患者。有些医生虽然没有中医执照，却对中药了如指掌。下次感冒时，别忘了问问你的医生。

我个人几乎不吃西药，并非我对西药有偏见，而是中药较符合我的体质。我都是依据症状选择中药，只要喉咙一出现超初期症状，我就会立刻暂停工作，服用中药，然后静待症状消退。

但在这里还是要提醒大家，中药也是药，有时也会出现不良反应，服用中药时务必遵照医生指示。

怎么做才能预防感冒？
感冒了该怎么办

感冒期间，注意合理膳食，营养均衡；每天睡眠超过 8 小时；感冒就向公司请假，休养 1 周，直到恢复健康为止。你我都知道这么做对身体好，但对忙到没日没夜的现代人而言，要做到这一步简直比登天还难。

医疗必须基于现有理论进行推测，并在不确定的情况下开辟新知。要得到坚不可摧的完美医疗实证，必须花费很长一段时间。然而，对活在当下的你我而言，却可能因此而错失医疗良方。因此，本书除了介绍有一定医学实证的感冒对策外，也收录了我平常用来对抗感冒的方法。

本书是在许多医疗人员的帮助下完成的。在此我要特别感谢后町阳子医生、岩本修一医生的鼎力相助，以及几位传染病专家，你们的研究令我受益匪浅，真的非常谢谢你们。

钻石出版社的今野良介先生，谢谢你在本书制作阶段站在读者的角度提出许多意见，并支持我对医学实证的坚持。

最后，我要谢谢各位读者，感谢你们读完这本书。

2018 年 1 月底我在写这本书时，日本正陷入流感风暴之中。希望本书能对大家的健康管理有所帮助，并帮助你照顾好家人，减少因感冒而造成的社会伤害。

裴英洙